Del abandono *al* olvido

DEL ABANDONO AL OLVIDO
Primera edición © 2022
Todos los derechos reservados
IRERI LÓPEZ SALAS
ISBN: 9798849194783

No se permite la reproducción parcial o total de este libro, ni su incorporación a ningún sistema informático, ni su transmisión en cualquier forma o por otro medio, ya sea, electrónico, mecánico, fotocopia o grabación sin autorización expresa o por escrito de la autora.

Ireri López

Del abandono *al* olvido

Un paseo emocional por el
Alzheimer de mi madre

Agradecimientos

Nada tiene más fuerza que vivir en un continuo agradecimiento por cada segundo, por cada situación y, sobre todo (lo expreso completamente convencida), por cada persona que se ha detenido en nuestra vida para dejarla vibrante, vitalizada y en mayor consciencia.

Gracias a Amaury, mi hijo, quien sacó a la luz la atención escrupulosa, dedicación y entrega que mi madre desplegó en cuanto él llegó a este mundo.

"Gracias por motivar esa faceta desconocida por mí hasta ese momento de tu llegada. El despliegue amoroso de tu abuela hacia tu persona es un blindaje para esta vida que, a veces, se pone negra".

Gracias a Nyssa, mi hija, que volcó a mi madre en ternura y contención a cada caída, a cada llanto y a cada sonrisa.

"Ver un aspecto femenino de tu abuela peinándote, arreglando tu ropa y velando tus noches, me hacía confirmar el amor que ella sentía por nosotros. Cuando dices que la extrañas sin saber qué es lo que extrañas porque tienes muy pocos recuerdos, me hace ver estas enormes conexiones de alma que hay entre ustedes dos".

Gracias a Omark, el padre de mis hijos --honor a quien honor merece-_.

"Sin tu apoyo, durante esos años de tanto caos, no me hubiera sido posible mantenerme en pie. Entiendo lo que ella te dio y valoro inmensamente lo que tú me regalaste para que pudiera estar lo más cerca posible de ella mientras iba perdiéndose. La generosidad entre ustedes dos es un ejemplo de abundancia pura. Gracias infinitas".

Gracias Juan Carlos, mi hermano.

"Gracias por haber estado codo a codo estos años, por hablarle como si te fuera a contestar, por regalarme tu nobleza y ser generoso con tu tiempo para que ella ahora esté bien estando donde está. Gracias por ser un puerto seguro".

Gracias a Algeni, mi cuñada, por estar, contener, compartir con ella, hablarle, darle su *chínguere* y acompañarnos de forma incondicional.

Gracias a Gaby, mi prima, por apoyarme con este texto pero, sobre todo, por acompañarme a lo largo de mi vida y crear un puente entre mi madre y yo en uno de los momentos más complicados de mis días.

"Gracias eternas; espero que sepas del grandioso, fuerte, poderoso e indestructible puente que me empujaste a construir con ella".

Gracias a Becky, *hermamiga*", por caminar conmigo esos tantos kilómetros del camino amarillo llenos de minutos obscuros y dolorosos, abundantes de resistencia. Gracias por desayunar conmigo esos días de aquel año en el que ella se perdía de poco en poco y hacerlos más llevaderos. Gracias por la hermandad.

Gracias a María, *hermamiga*, por los kilómetros de ese mismo camino y, ser escucha respetuosa, llena de contención.

Gracias a Jahel, *hermamiga*, por abrazarme cuando lloraba en total incomprensión del destino que estaba viviendo mi madre, gracias por cortar nueces con ella para hacer el pastel de navidad, gracias por compartirte tanto conmigo, con nosotras.

"Gracias Yara, *hermamiga*, por empujarme cuando más miedo y dolor he tenido de ir a verla; gracias porque me encontré con la versión más tierna de ella; sin tus palabras, me la hubiera perdido".

Gracias a Adriana, mi terapeuta (y ahora amiga), por enseñarme sobre los destinos y el respeto a ellos, sobre la aceptación y la importancia personal.

"Gracias por los giros de 160° que me has ayudado a dar para encontrarme con mi madre, cada vez más en aceptación de su destino".

"Gracias, Haydee, mi terapeuta y amiga, por enseñarme. El que me apoyen con mi madre es cuidarla a ella y a mí. Gracias por llevarme a descubrir la polaridad limitante entre hacerse cargo y abandonar".

"Gracias universo, por darme la oportunidad de haber vivido en carne propia este largo y complejo proceso de la amnesia que promueve que mi mamá y yo nos conectemos desde el alma y construyamos un vínculo fuera de lo que se comprende y muy dentro de lo que se siente".

Introducción

Querer el olvido es un problema antropológico: desde siempre, el hombre sintió el deseo de reescribir su propia biografía, de cambiar su pasado, de borrar sus huellas, las suyas y las de los demás. [...]
Milán Kundera

"¿En qué piensas, mamá?"; esa pregunta se la hice a mi madre miles de veces durante mi infancia y parte de mi adolescencia; fueron tantas que, un día, siendo ya yo adulta, cuando ella aún tenía momentos lúcidos, me las recordó: me dijo, "¿Te acuerdas cuando me preguntabas en qué pensaba?". Creo que, tal vez, ella ya tenía ausencias muy leves en aquellos años o, tal vez, sólo estaba distraída o (como era su estado natural, frecuente y constante) sólo estaba deprimida. Al escribir la palabra *deprimida*, me veo: tener una madre deprimida fue doloroso; la impotencia me invadía; la desesperación e incomprensión me habitaron por mucho tiempo. Recuerdo el dolor infantil al entender que yo no era suficiente para ella, que mi presencia no era suficiente para que fuera feliz; finalmente, éste era un pensamiento infantil; esto marcó mi infancia (aunque nunca me detuvo) y es que, en medio de toda esa tristeza, ella confiaba infinitamente en mi capacidad. Lo peor, lo que más me duele es el hoy, el verla terminar en el estado en el que está: lo único que lo suaviza es que no se da cuenta.

Este libro está dedicado a ella; es un homenaje a su vida, a la memoria que fue perdiendo; es un homenaje para confirmarle que yo sí la vi y la apoyo hasta lo viable y saludable en mi vida.

Yo sí te vi madre, yo si te veo, yo sí te creo.

Este texto honra su legado en mí, en mis hijos, y quiero que sea también un regalo para ti, compartirlo contigo y, aunque sé que es difícil, que la experiencia no es transferible, quiero que aprendas sobre el tema de la demencia así, en un texto que no es científico; es posible que, conforme vayas pasando las hojas, si tu madre o padre se encuentran en una situación de demencia, ya sea senil, cuerpos de Lewy, EVC, Alzheimer, demencia frontotemporal o cualquiera de las demencias que terminen en la falta o pérdida de memoria te puede servir mi experiencia; no para decir "Voy a evitar que me pase". No, no es para eso. Este libro es para acompañarnos y para platicarte sobre las estrategias que yo implementé en casa y, sobre todo, las que implementé en mi corazón. Deseo que te sea de utilidad, que toque tu corazón en cualquiera de las etapas que esté viviendo tu familiar, y, sobre todo, al principio. Al inicio de los síntomas pasan tantas cosas extrañas que te confundes, y, además, aunque te das cuenta claramente, quieres negarlo, quieres que sea diferente.

Esto que te compartiré va a darte pautas y pistas que te ayuden a vislumbrar que, probablemente, tu familiar está pasando por algo así, que está entrando en un estado de demencia o que ya está viviendo de lleno en ella; además, leerás sobre las cosas que puedes hacer; sabrás de las emociones por las que vas a atravesar: no las podemos evitar; sin embargo, puedes estar acompañado en ellas a través de la lectura de este texto.

Capítulo 1

La historia atrás del olvido (lo que ella contaba)

> *"No sé si es más apropiado decir que nosotros inventamos historias o que ellas nos inventan a nosotros. Probablemente, ambas cosas son ciertas. Llamémoslas mitos, sueños o realidades, necesitamos historias para vivir nuestras vidas". (Michael Vincent Miller)*

1. Sus padres y familia

Nació en el pueblo de Maravatío, Michoacán, en 1947. A sus 3 meses, su familia y ella se mudaron al pueblo de Acámbaro, en Guanajuato, un lugar caluroso y pequeño en el que vivieron muchos años. Su madre, que había estudiado en el Colegio Francés, en la Ciudad de México, hablaba inglés y francés. Su padre, por azares del destino, había vivido en Chicago algún tiempo; a decir de mi madre, entre ellos hablaban inglés para que los niños no los entendieran. Eran educados, cultos; ambos tocaban el piano y, en esa casa, siempre había un piano. Mi abuela cocinaba alimentos fuera de lo común (más tratándose del lugar en el que vivían); por supuesto, esto lo hacía cuando había dinero suficiente para comida de ese tipo; cuando no, comían los platillos regulares de cualquier familia así de numerosa (llegaron a ser 9 hijos) con un padre ferrocarrilero. Ellos eran diferentes: su nivel intelectual, por mucho, era superior a la de la media de ese pequeño pueblo.

Su madre era de tez muy blanca, ojos azules, cara fina (rayando en lo bonita), seria, de poca sonrisa, inteligente, lectora voraz en español, inglés y francés, preparada como secretaria. Mi abuela, en muchos aspectos, estaba adelantada a su época (menos en el aspecto de la religión, tuvo 9 hijos…). Mi abuelo era moreno, alto, con personalidad fuerte (al menos en las fotografías), iracundo, alcohólico ("Llegaba a comer y dormía la mona": así lo describía mi madre). Mi abuelo murió de un infarto cuando mi madre tenía 22 años y mi abuela tomó las riendas de los 4 hijos que aún estaban en su casa: trabajó tres turnos enseñando inglés y francés. Al quedar viuda, se volvió una mujer libre en verdad y viajó por casi todo el mundo; ése es el tipo de mujer que era mi abuela. Ése fue el tipo de mujer del que mi madre estuvo tan lejos y del cual tomó tan poco de su presencia y tanto de su ausencia que se le clavó en su alma volviéndola una víctima de las circunstancias.

2. *El accidente.*
¿Te imaginas lo que es tener en casa 5 hijos, entre ellos una bebé de 9 meses?

¿Cuántas cosas habría que hacer en esa familia?

¿Qué tanta atención y cuidado se les podía dar a todos esos niños habitando esa casa?

¿Cuánta ropa habría para lavar y planchar? Me imagino que montones.

Mi abuela hizo lo mejor que pudo sin duda alguna, pero estaba sola: necesitaba ayuda y no la recibió.

¿Cómo fue el accidente de mi madre? En su casa había una maquina planchadora de metal que, 25 años después del accidente, yo conocí y recuerdo a la perfección. Una planchadora de color blanco, sólida, pesada, práctica para las circunstancias de una familia tan grande. ¿Las has visto? En ellas, se acomodaba la ropa en una base como ahora los burros de planchar y bajaba de forma manual una placa caliente que abarcaba toda la prenda y dejaba la ropa lisa. Esa tarde del accidente, mi abuela atendía a los niños mientras planchaba; nadie la asistía en ese momento, ni los niños más "grandes" que tenían, a lo mucho 10 años ni su marido que aún no llegaba. Cuentan que mi madre lloraba (tenía apenas 9 meses), así que mi abuela la sentó en sus piernas y, de alguna forma, la sostuvo ahí. Pasó lo obvio: mi madre metió la mano a la hora que mi abuela bajó la plancha y la quemó sin querer. Las quemaduras fueron de tercer grado: curaciones de aquellos tiempos, dolor (seguramente terrible) y la mano vendada por algunas semanas.

Mi mamá no recordaba el evento, por supuesto. Recordaba lo que la cicatriz le había dejado. ¿Y yo? Yo me recuerdo de niña con vergüenza de esa cicatriz: no quería que mis amigas la vieran. ¿Y ella? Aunque creció así, aunque se conoció así, se sabía diferente y, además, de alguna forma, con todo el contexto que siguió en su vida, el evento era para ella una señal más; lo interpretaba en forma negativa: como un descuido. No pudo significarlo diferente, no pudo ver su resiliencia; por el contrario, vio la negligencia, el error, lo malo, lo ilógico, lo irresponsable.

Ella vio su dolor y es razonable su interpretación (así con la mayor parte de su historia en su familia) y es que, si no damos lugar al dolor del otro, si no lo validamos, la pena no cesa, se ensancha, se hace presente tratando de ser vista; es por eso que algunos rituales, en los que significamos el dolor aun cuando sea viejo, sirven para liberar y dejar de dolernos por aquellos tiempos en los que no nos vieron, sirven para vernos y validar a esa niña que sigue ahí y que sufrió por tanto tiempo debido a la cicatriz física pero, sobre todo, emocional.

3. *Abuso y rechazo.*

El abuso sexual es un tema en la vida de tal vez más del 50% de las mujeres de este planeta y mi madre es tristemente parte de esa suma. Herida no trabajada, no sanada; herida cerrada por fuera pero sangrante por dentro, afectando cada rubro de sus relaciones personales. Un dolor con el peor de los elementos de un abuso: que no le creyeran y, por lo tanto, que se guardara silencio: "el sexo que calla", así se le dice al abuso sexual que nadie valida.

El tren, el abuso

Era un día en el que extrañamente iba con sus padres en el tren hacia la Ciudad de México (según su versión) a ver a algún doctor; tenía 6 años. Su padre saludó a un hombre que conocía, alguien con quien él trabajaba; intercambio algunas palabras y, acto seguido, mi abuelo le dijo a mi madre que fuera con el señor, que le iba a enseñar la locomotora; el señor la toma de la mano, la lleva caminando a lo largo del tren hasta llegar a un espacio en donde la mete, cierra una puerta y abusa de ella; dentro de sus vagos recuerdos, supone que no la violó, pero sabe que le bajó la pantaleta, que la tocó e hizo que lo tocara. Ella lloraba cada vez que lo contaba: no se explicaba el descuido tan grande de sus padres. Así pasan muchos de los abusos, casi en las narices de los cuidadores primarios del niño.

Lloraba al platicármelo años después: era un gran dolor porque nadie puso atención, nadie validó y es que, a la mirada de los no afectados directamente, lo que había pasado, ya no tenía peso después de tanto tiempo; en realidad, el peso se vuelve más grande, más significativo y menos asimilable. Pero eso sólo lo vive quien pasó por el abuso.

El silencio mata; romper el silencio alivia, sí y sólo si alguien ve tu dolor y le da un lugar. Así quedó su pena, sin ser vista, sin tomar forma, sin recibir justicia.

Cada vez que la veo, le digo: "yo sí te creo". Y este libro es para eso, para hablar lo que ya no puede y contárselo al mundo para que éste tenga ojos para verlo y corazón para sentirlo.

El baño de vapor, el rechazo

Esta experiencia es la más negada de todas; es bizarra, confusa, cruel y llena de rechazo.

Mi madre fue físicamente una mujer hermosa, con mucha personalidad. Me topé hace poco con una amiga de infancia que me dijo: "Recuerdo a tu mamá con su carita lavada muy, muy bonita y yo me preguntaba cómo podía ser tan bella sin una gota de maquillaje". Así era, guapa con el pecado de haber nacido morena siendo hija de una madre blanca y de ojos azules: la quinta hija, la primera morena; pecado era porque su padre, siendo moreno, aseguraba que la mitad de la belleza de una mujer era su blancura. Yo no escuché estas palabras porque él murió cuando yo tenía 2 años, pero ese pensamiento llegó a mí a través de las múltiples veces que mi madre lo repitió.

Ese día, mi madre recibió la inusual invitación por parte de su padre para salir juntos; tenía 5 años. El destino era el baño público del pueblo en el que también había vapor y del que mi abuelo era un asiduo visitante. La llevó; ella contaba con lágrimas en sus ojos y la voz cortada que él talló su cuerpo con fuerza: usó un estropajo nuevo de los amarillos, de fibra natural, áspera, de esos que, cuando los usas las primeras veces, debes ser cuidadoso; ella decía que la talló y la talló hasta que su piel quedó enrojecida. Lloraba, lloraba a cada palabra; no alcanzaba a expresar a nivel verbal las emociones que la invadían; en el fondo, el sentimiento del rechazo a su persona habitaba en cada uno de sus pasos, la inseguridad se permeaba en sus decisiones de vida, la falta de confianza la orillaba a ocultarse; ahí, en el seno de esa familia, no era bien aceptado ser moreno. Ahí, con un padre moreno que seguramente había sufrido por las ideas de discriminación, discriminaba a su hija de piel más obscura que el resto, pero tal vez más clara que la de él mismo. Quise confirmar esta historia con una de sus hermanas: no le fue posible creerla; de hecho, se enojó. Dice que no es verdad. Eso, eso es lo que pasa con muchas de las historias de abuso dentro de la familia (sea o no abuso sexual): se niegan, se invalidan ("Mi padre ni pudo haber hecho eso: ni que fuera pendejo y pensaba que así se iba a hacer blanca"). Y no, claro que no, ése no era su objetivo (al menos que hubiera estado borracho…). Cuando algo así pasa y eres alcohólico, esta teoría cabe ¿no? O una más triste: la muestra clara de su rechazo. Cada quien se queda con su posibilidad y con las historias que queremos contarnos y creer.

4. La primera huida. Cristina tiene 6 años y se va de casa…

Los niños siempre saben lo que pasa en sus familias: lo saben no desde la información sino desde la intuición. Son niños, no tontos. Saben sobre el amor y el desamor, sobre la atención y la indiferencia. Sienten lo auténtico. Saben cuándo el desamor está en el aire.

La abuela de mi madre se quedó viuda muy tempranamente y, por un tiempo, vivió en esa casa en donde ya había un matrimonio y 5 hijos. En algún momento, decide que quiere tener su casa; se muda a otro lado en el mismo pueblo y muy cerca de la familia. Decidieron que los nietos se turnarían para acompañarla y que no estuviera sola. Dichos turnos consistían en acompañarla durante un día y una noche; al día siguiente, alguna otra de sus nietas llegaría a hacerle compañía. Mi madre platicaba una y mil veces que un día, estando enojada, decidió, a sus 6 años, salir e irse a casa de su abuela. Aunque todos sus hermanos aseguran que su mamá fue por ella, no regresó con ella: la dejó con su abuela ya que ésta le pidió con lágrimas (todos dicen eso) que se la dejara para que fuera su compañía. Vivió en esa casa hasta que la familia entera, incluyendo a la abuela, se mudaron a la Ciudad de México cuando ella tenía 14 años. Mientras estuvo ahí, ya no hubo necesidad de tomar turnos: alguien ya acompañaba a la abuela de tiempo completo a excepción de las horas en las que iba a la escuela. En esos años, mi madre pudo tomar energía de su abuela y se llenó de dichos que repetía constantemente; era muy común que, ante situaciones difíciles, Cristina saliera con algún refrán que le quedaba perfecto al momento. Cuando hablaba de esa época de su vida, me platicaba de las carencias que tenían en la casa de su abuela, inclusive hasta para alimentarse y también hablaba de la magia que siempre llegaba a resolver todo como cuando el señor de la tienda les fiaba algo y todo se resolvía.

Dicen que cuando en una casa hay felicidad, hay postres, y eso, eso es lo que había en esa casa y desde el allá de ese entonces hasta ahora, en la familia Salas, los postres abundan: ante de mamey, dulce de almendras, arroz con leche, flan, chabacanos deshidratados al sol, pay de limón, volteado de piña, pastel de navidad etc. Ahí se las ingeniaban para tener dulces siempre.

Aunque su abuela era una mujer fuerte (a decir de mi madre), lloraba todos los días; las dificultades económicas hacían que su abuela se sintiera desesperada y el llanto y la oración eran sus respuestas más frecuentes. Las de mi madre, también, aunque acompañadas por la irritabilidad y la ira. Mi madre fluctuaba entre ambos estados de ánimo, aunque de cuando en cuando, se relajaba y disfrutaba (eso si el ambiente era un lugar seguro según su percepción).

En ese ambiente (aunque con bastante trabajo porque su abuela siempre tenía perros), mi madre sí era vista, cuidada y, además, no estaba sola: acompañaba a su abuela. La percepción es siempre muy poderosa: el abandono que sintió mermó su espíritu, su carácter y, ni qué decir, su temperamento. Ser sacada del clan tuvo consecuencias graves (y digo "ser sacada" porque, aunque ella se fue --como dicen sus hermanas--, nadie la hizo volver): no sentirse visto hace a las personas invisibles hasta para sus propios ojos.

En ese espacio- tiempo tuvo oxígeno para crecer bajo las alas amorosas de su abuela; era una casa en donde, si bien había carencias y lágrimas, los pleitos no existían: las cosas de ahí eran para ella y no tenía que compartir con nadie más. Para su familia, según ella, creció siendo una niña mimada, "Yo disponía hasta qué íbamos a comer", mencionaba frecuentemente.

Entre todos los posibles escenarios, estar en casa de su abuela era uno privilegiado; para ella, por el contrario, significó un abandono a lo largo de su vida. Yo le hablaba sobre la posibilidad del abandono como un acto de amor, pero le era imposible darle ese significado: "no fueron por ella", "no pelearon por ella", "la dejaron ahí sin pensar en las implicaciones". En su mente-corazón, fue abandonada con su abuela.

5. *Cristina habla mal.*

Primero de primaria y tiene que repetir el año: "La niña no entiende", le dice la maestra a su madre, mi abuela, que no sabe qué es lo que está pasando; decide cambiarla de escuela a una mucho más pequeña donde puedan atenderla de forma más personal.

Además de que no estaba llegando al nivel que se requería para pasar al segundo año, mi madre hablaba mal, "seseaba" (así decía ella). Es decir, hablaba como lo hacen algunos españoles. Como resultaba curioso, nadie puso atención en el detalle: estar muy consentida era la causa de ello, según su entorno.

En realidad, mi madre no escuchaba bien y, en aquellos tiempos, no hubo forma de detectarlo a edad temprana (dato curioso porque mi abuela terminó escuchando casi nada y con aparatos para auxiliarla; mi madre, también, pero siendo ya una adulta y sin la posibilidad de corregir su lenguaje y, mucho menos, de recuperar lo perdido en el camino).

Una persona que escucha mal pasa por tonta: parece tonta porque no entiende; en el fondo, no escuchó bien lo que se le dijo. El problema radica en que es difícil detectar la hipoacusia porque la persona sorda escucha una parte de lo que se dice; lo que no escucha, lo que no, lo interpreta. Entonces, sus respuestas tienen que ver con el tema, pero distorsionado y lo que aparece como punta de un iceberg es que no entiende; en el fondo, hay cierto nivel de sordera.

Así vivió toda su vida: no era sorda completamente; la sordera genera más compasión por parte del mundo; no, ella era hipoacúsica: escuchaba a medias y los auxiliares tampoco le ayudaban mucho. Vivió igual, a medias; enojada, por el hecho de no escuchar bien y luchando con un mundo que comprendía poco su condición.

Su forma de hablar provocaba burlas en algunos contextos, al tiempo que, en otros, resultaba seductor porque tenía una personalidad fuerte que, mezclada con el seseo, lo guapa y su seriedad, hacía que fuera muy atractiva. En alguna ocasión, me topé con un médico con el que ella trabajó, (era enfermera), y me dijo: "Tu mamá es una de las personas más íntegras que conozco, además de parecer una andaluza: guapa, con una presencia enigmática; habla hermoso; es realmente bella."

6. La *"reintegración"* con su familia: los vínculos eran flacos.

Cuando mi madre tenía 14 años, toda la familia, incluyendo a su abuela y a ella, se mudaron a la Ciudad de México. Llegaron a vivir a Santa María la Ribera (después, vivieron en la colonia San Rafael, en una vecindad que hoy se conoce como la Privada Roja). En un pequeño departamento vivieron sus tres hermanas mayores, ella, sus 4 hermanos menores, su mamá, su papá y la abuela. El lugar era reducido; ellos eran muchos y el dinero, escaso. Cursaba el segundo año de secundaria y amaba el basquetbol; entrenaba casi todos los días. Su hermano Francisco (al que le lleva 4 años) la acompañaba a sus entrenamientos y la "cuidaba". Él asegura que ella lo disfrutaba mucho, que el camino que hacían de ida y vuelta generó un vínculo entre ellos del cual yo fui testigo mucho tiempo después.

La relación con sus hermanas mayores era prácticamente nula: ella no se sentía parte del clan; participaba poco y la tachaban de "la consentida de la abuela".

Había peleas como ésta: su hermana (4 años mayor que mi madre), acostumbrada a compartir la ropa, tomó una falda para salir con su novio. Todos cuentan que, regresando, mi mamá la vio con su prenda y no dudó ni un minuto en atacarla físicamente exigiéndole que se la quitara. No le importó que la hermana viniera con su novio, que estuvieran en la calle y que su madre estuviera dentro de la casa. No vio: se cegó. Ella misma aseguraba que, una vez que estaba enojada, veía negro… (tal cual, se cegaba).

Es verdad: mi madre enojada era "de armas, tomar" (literalmente, "de armas tomar": no medía las consecuencias de sus actos violentos). La violencia era una de sus respuestas más frecuentes --junto con la tristeza, que rayaba en la depresión o, más bien, la rebasaba.

Así pasaron bastantes más eventos violentos al interior de la relación con sus hermanas a lo largo de su vida (incluso cuando ya eran adultas; sobre todo con una de ellas). Entre ellas quedaron heridas profundas, sobre todo en mi madre; todo el tiempo lo significó como la falta de amor, de vínculo, de afecto y abuso; ella usaba mucho esta última palabra cuando se refería a esa época de su vida y a su familia.

Por otro lado, estaban sus hermanos menores. La historia ahí es diferente: mi madre es una referencia de apoyo; los acompañó en diversas situaciones de sus vidas y su vínculo con ellos fue infinitamente mejor, una relación de calidad y fraternidad. Cuatro hermanos más pequeños con los que generó la sensación de familia siendo adolescente; esta sensación fue más fuerte cuando fueron adultos ya todos, sobre todo, con Francisco.

La emoción del afecto sirve para vincularnos con los otros; al no poderlo sentir, quedamos volando con el dolor de la exclusión, del vínculo de poca calidad y con una sensación de soledad aun estando acompañada.

Terminó la secundaria y ya no hubo opción para ir a la preparatoria; no la vio, no la buscó o no se dio cuenta de que podía hacerlo. Su hermana mayor llegó un día con la noticia de que había una beca para estudiar enfermería en el Instituto Nacional de Cardiología. Ella tomó la oportunidad y se hizo enfermera con excelentes resultados durante sus estudios y, luego, en su vida profesional. Alegó su vida entera que eso no era lo que ella quería, "Yo no tuve la oportunidad que tuvieron mis hermanas de estudiar lo que ellas quisieron"; ése fue su cantar; sin embargo, esa preparación le permitió trabajar y salir adelante en los momentos de desamparo que hubo en su vida estando ya casada. Estudiando enfermería, conoció a Andrea, su amiga hasta la fecha. A lo largo de 18 años, sólo había hecho esa amiga, ni una más. Sin duda alguna, un síntoma que habla de sus limitadas habilidades sociales, un poco por la hipoacusia, un poco por sus inseguridades, un poco porque, alguien que ha sentido que sus padres lo rechazaron, sentirá que el mundo entero lo hace.

El rechazo, el abuso y el abandono hicieron mella en ella; fueron energías tan fuertes que nunca se dio cuenta del privilegio de vivir con la abuela sin tantos alrededor; no vio su belleza ni su fuerte personalidad; no convocó en ella lo que provocaba en los otros; tristemente, jamás se vio hermosa al espejo y, con esa poca confianza, caminó por su vida sin sacar provecho de ello, además de considerar cada acercamiento de cualquier hombre como una amenaza. Las personas que perciben rechazo a lo largo de sus vidas tienden a desarrollar sentimientos de baja autoestima y bajo sentido de competencia o autoeficacia. Tienden a percibirse de manera similar a como creen que sus padres o seres significativos los perciben. Si percibimos rechazo, tendemos a pensar que no poseemos las cualidades necesarias para ser queridos e, incluso, que no somos merecedores de amor o aceptación.

Ésta es una conversación que tuve con ella cuando aún tenía momentos lúcidos y que viene al caso con lo que percibió como su historia de vida:

> M: Cuando mi abuela se iba con mi tío Luis era horrible. Yo le tenía que hacer y dar de comer a los perros y eso olía espantoso, me daba asco.

Y: ¿Te quedabas sola en la casa?

M: ¡Nombre! ¿cómo crees? Me tenía que regresar con los otros.

Y: ¿Con tus papás?, ¿con tus hermanas?

M: Pues sí (con gesto de disgusto).

Y: ¿Qué es lo que no te gustaba?, ¿qué te molestaba?

M: Los tonos de voz, la forma en la que me mandaban y abusaban porque yo era mucho más chica.

Y: ¿Qué te pasa con eso?

M: Ahora ya nada, aunque hablen golpeado (ella también lo hace; ahora, con sus chochos, ya no). Ahora yo ya puedo sola, pero antes, no; y tenía que obedecer porque, ¿cómo te pones con tus hermanas que son por lo menos 4 años más grandes y, entre ellas, son amigas?

Y: ¿Como impotencia, te sentías sola?

M: Sí y sin nadie que me defendiera. No podía hacer mucho. Era mucha soledad y abandono en medio de muchos hermanos.

Esta es la historia de vida de mi madre con su familia original; toda su vida está pintada con estos colores. Así la pintó: ella eligió estos colores; sé que hizo su mejor esfuerzo. A veces creo que, si hubiera sanado a tiempo, no estaría en donde está. Pero el "hubiera" es el tiempo "pendejativo" del verbo "haber", y ya no fue. Al ser excluida de su clan, su mente decidió excluirla de la vida. Y ésa ha sido su existencia.

7. *El matrimonio*

Ella tenía doce años cuando conoció a mi padre; iban a la misma secundaria. Él es 2 años mayor. Se hicieron novios. Ella hablaba poco de la relación de noviazgo, prácticamente nada.

Eran muy jóvenes, y en esa edad, no se ve nada; sólo se siente curiosidad, calentura, y punto; esta curiosidad trascendió más allá de aquel pueblo, de aquellos niños de secundaria y, en algún momento en la historia de mi padre, se fue a las Ciudad de México a estudiar al Colegio Militar; la buscó: regresaron a ser novios. Volvieron a lo conocido, a lo seguro, a lo que se podía "controlar"; ahí, a donde ambos se sentían vistos; probablemente, al amor.

A los 19 años de mi madre, con una situación económica sin mejorar en casa, un ambiente en el que, al menos siete personas vivían en un departamento en el que, si bien todos comían, ella no se sentía parte del clan, contrajo matrimonio, y con ello, salió de esa casa: sin alas desarrolladas para volar, con sueños limitados y con la paradójica esperanza de una vida mejor; de salvarse yéndose de la familia.

Lo que ella no sabía en ese entonces es que un matrimonio requiere de dos seres que se alimenten mutuamente, que tengan un sueño en común, un trabajo diario por ambas partes; no sabía que el amor no era suficiente (nunca lo es). Y es que hay mucha diferencia entre dejar la casa de los padres huyendo que volando. La diferencia tiene que ver con las opciones que se vislumbren: a mayor visión, mayores posibilidades y opciones. A ella le faltó información que le diera poder de decisión; le faltó un mentor que la acompañara en la vida para ayudarle a tomar decisiones (eso, aunado a la época y las creencias); además, el matrimonio era lo que tocaba: sus hermanos mayores ya se habían casado y, sin duda alguna, era su turno.

8. *Maternidad*

Mi madre tenía 20 años cuando yo nací. Dicen que, en aquella época, una persona de esa edad ya era un adulto en toda la extensión de la palabra. Yo, que soy especialista en adolescentes y que sé que el cerebro se termina de desarrollar a los 24 años, creo que no. Creo que ella era una adolescente cuando yo nací y, mi padre, con 22 años, también. Más que cualquier juicio, los admiro mucho; yo no me puedo imaginar a mí misma a esa edad con un bebé, casada y con una guerrilla/atentado/violencia encima en la que su esposo tenía que participar... como para volverse loca ¿no?

28 de julio de 1968: ésa es mi fecha de nacimiento. Las olimpiadas eran en México y la Ciudad de México estaba celebrando (además de encontrarse gestando una de las revueltas más absurdas y violentas de todos los tiempos: la "Matanza de Tlatelolco", en la Plaza de las Tres Culturas –en Tlatelolco--, donde hubo más de 300 muertos). Mi padre decidió que debíamos estar lejos de la ciudad. Nos fuimos a Acámbaro (el pueblo en el que ella había vivido muchos años y en el que se encontraba mi abuela paterna); ahí estuvimos un tiempo en lo que toda la revuelta terminaba.

Ella hablaba de esa vida temprana del matrimonio como un espacio solitario donde mi padre, como militar, estaba frecuentemente ausente. Habían rentado un pequeño departamento dentro de la ciudad; habitaron por poco tiempo esa primera morada.

En abril de 1970 nació mi hermano. Nos mudamos a vivir a Villa Coapa (esos departamentos --junto con los de Villa Olímpica-- habían sido construidos en el marco de los juegos olímpicos).

Ahí vivimos hasta que yo tuve cinco años. Aunque, para ese entonces, y de eso, más que de cualquier otra cosa, se alimentaba la depresión de mi madre.

Frecuentemente, me decía "Estate quieta". Inclusive a esa temprana edad de tres años, acudí a terapia; ¿la causa? "La inquietud, la hiperactividad". No era ni inquieta ni hiperactiva; nunca lo he sido; sólo he estado activamente presente en mi vida desde el día uno, supongo. Para ella era mucha energía. Su depresión no la dejaba: dormía gran parte de la tarde y así fue durante muchos años.

Mi recuerdo de ella en esa época es de tristeza, de dormirse y de atender a un bebé de un año y a una niña de tres. Depresión es la palabra que define a mi mamá, además de mucha irritabilidad, ira y una importante cantidad de somnolencia; enojo, soledad y amistad fueron las otras palabras: ahí tuvo a sus primeras amigas después de casarse (Rebeca y Tencha); se juntaban, platicaban, nos cuidaban y, seguramente, eran un remanso de paz para ella. Ellas fueron sus dos amigas mientras vivimos en Villa Coapa. Más adelante, durante nuestra infancia y parte de la adolescencia, antes de divorciarse, tuvo otras cinco amigas; dos de ellas, todavía, hasta el último momento de lucidez, estuvieron cerca y la visitaban. Puedo decir con gran claridad que la sostuvieron en muchas de las circunstancias adversas de su vida.

Mi madre tuvo momentos buenos, sin duda alguna. Le pregunté a mi padre sobre ello; no pudo decir mucho, sólo esto, "Sí. Recorrimos todas las playas del Pacífico los 4 juntos (él, ella, mi hermano y yo). Sí, es verdad; la pasamos muy bien; esos son de los mejores recuerdos que tengo de familia." Todo terminó en divorcio a los 20 años del matrimonio. Mi madre lloraba muchas noches después del divorcio: tenía miedo; no sabía qué hacer.

Capítulo 2.

Relación madre-hija

El vínculo entre nosotras no es perfecto, frecuentemente me lo cuestiono, y es que no vivo con una ilusión fantasiosa de lo que puede ser o fue entre nosotras; no es una idealización ni, mi pensamiento, una gran oda a mi madre; si fuera así, no me quedaría espacio para un punto de apoyo sobre el cual sostenerme yo misma.

Te dejo una que otra anécdota (tienen fecha porque es algo de lo mucho que he compartido en redes sociales).

Mi relación con ella fue creciendo, fue haciéndose; se rompió, se reconfiguró y, hoy, trasciende. Ella terminó dignamente su crianza conmigo. Ella y yo pudimos, muchas veces, mucho tiempo, hablar de mujer a mujer. Creo que el mundo sería mucho mejor si todas las madres e hijas pudieran hacerlo. Hay dos cosas que encontrarás frecuentemente a lo largo del texto: primera, el día que le pregunté sobre su silencio aun cuando me viera hacer cosas que evidentemente estaban mal y, la segunda, que me creyera capaz de todo. Esas dos cosas marcaron mi vida. Lo entenderás cuando te topes con esas líneas.

Mi madre me ha dicho toda la vida que me siempre ha creído que yo soy capaz de todo. Tiene razón. Me parece que la confianza tiene que ver con eso, con saber que los hijos son capaces de todo y que eligen lo mejor para ellos (a veces, incluso, equivocándose como la mejor manera para aprender).

Dice Alice Miller, en su libro *La madurez de Eva*, que muchos de los conflictos de las mujeres en las relaciones del amor y de la pareja tienen que ver con la relación con su madre y la comunicación con ella. Y, entonces, las mujeres andan buscando y buscando y buscando un beso, como en todos los cuentos (esto ya lo digo yo juntando a la Miller con Maléfica), un beso que rompa el encantamiento de la herida madre-hija, un beso de un "príncipe"... (cuando se podría romper con lograr una relación significativa y nutricia con alguna otra mujer, con otras mujeres y si es aún posible, con el beso que puedas pedirle a tu madre, o al revés, dándoselo).

14 de junio, 2014, 7:47:35am

Hace algunos años, en torno a este proceso de conocerme, le pregunté a mi madre, "¿por qué, si veías que hacía tanta tontería y me hacía daño, no me decías nada? Ella me contestó que lo veía, pero respetaba mis decisiones, que esas experiencias eran las que yo buscaba y sólo me acompañaba en ellas, y ¡vaya que me acompañó en lo más duro!. Gracias a ese respeto, mi fondo de vida es amplio, diverso y profundo. Me ha servido mucho en mi carrera.

Si vieron la película "La pasión de Cristo", recordarán la forma en la que María respeta la decisión de su hijo de morir en la cruz: lo acompaña en esa dura experiencia, lo respeta. Camina cerca de él sin bloquear su paso. Eso nos toca a las madres, acompañar el paso de los hijos, dejar que hagan camino confiando en lo que hemos dado y sembrado en ellos. A las madres nos toca soltar una parte de nuestro corazón para que el hijo ande por el mundo. Nos toca hacer una maestría en el desapego y la confianza.

"¡Gracias, madre! Gracias porque, aun cuando ahora no pueda hablar contigo profundamente, es tanto con lo que me he quedado que puedo armar un diálogo contigo; en mi corazón

está escrito lo que me dirías hoy". Que todos los hijos logren conversar profundamente con sus madres dentro de su corazón.
10 de mayo, 2016, 7:39:46am

Sigo extrañando a mi madre más que nunca. Desearía poder hablarle y escuchar su opinión de corrido sobre mi separación del padre de mis hijos. Conozco su respuesta ante mi tema porque ella me habló de ello en forma muy sutil hace años; aun así, mis oídos y mi corazón quieren escucharla. Yo iré, le hablaré, le preguntaré porque, aunque creo conocer su respuesta, tal vez con esto tan complejo que siento, su alma emerge y toca la mía con las atoradas palabras que hoy emite. Yo entenderé, yo, completa, entenderé y recibiré atenta imaginando que sus brazos me envuelven; si me es posible, me colaré en ellos como si tuviera 3 años.
9 de agosto, 2016, 7:47:07am

¡Feliz cumpleaños, madre! ¿Su mejor regalo? Poder participar en la preparación de los chiles en nogada que son parte de una tradición de nuestra familia desde hace ya algunas generaciones (la excusa era la conmemoración del día de San Luis, ya que 3 mujeres de la familia han tenido ese nombre, mi bisabuela, mi abuela y la tía mayor). El mejor regalo siempre es ser "parte de", "ser incluido" cuando se quiere ser.
16 de agosto, 2016 3:30:34pm

Hoy es el día internacional del Alzheimer; mi madre no tiene esa enfermedad, pero cabe en este día: tiene otra muy parecida con síntomas similares y, aparte de esos que son tangibles como la falta de memoria o la afasia, hay otro síntoma terrible, la falta de dignidad. Esa enfermedad arranca la dignidad de la persona en una forma implacable porque le arranca la identidad y la deja sin posibilidades de ser autosuficiente; ocurre algo más fuerte también; este mal deja a la persona sin posibilidades de ser interdependientes. La interdependencia caracteriza al ser humano; la interdependencia expresa el cómo nos necesitamos. Este tipo de enfermedades quita hasta eso porque ya no hay forma de ser con el otro desde uno mismo: desde mí, soy con ella; soy quien la lleva a su corte de cabello, a su maniquiur en un pequeño spa. Desde mí, en esos momentos, con ella, soy su espejo que le dice, "Te toca depilarte. Vamos, toca ir por tus recibos; trae tu chamarra." Ella se deja; ella hace lo que nunca antes: ella se permite recibir amor del de enfrente (aunque al instante lo olvide). Maldecir queda, pero no sirve de nada; no me sirve. Me quedo con la aceptación de lo que va siendo, aunque me sienta huérfana en la presencia de mi madre.

21 de septiembre, 2016, 6:20:20am

La madre es nutrición; yo, de alguna forma, tomé de ella. Hoy acudo al llamado del "manchamantel" tan de mi madre. Lo preparo según su receta y voy por ella para regalarle un poco de ella misma, un poco de lo que se le olvida: ella. Sólo es posible en el mejor restaurante del mundo mundial, mi casa.

4 de octubre, 2016, 3:43:00pm

Ayer toqué la maravilla cuando le compartí a mi madre mi estar. Y la toqué porque justo me dijo eso que ya sabía que me diría. Tener de ella, en su circunstancia, eso que siempre he tenido, eso que siempre ha sido conmigo, es tocar la maravilla. Por pocos segundos, se conectó a fondo con ella misma y así, sólo desde ahí, logró hacerlo conmigo. Aprovechemos espacios y tiempos con quienes están conectados a la vida. ¡Gracias, madre, gracias, por el infinito respeto que le has tenido a mi vida!

24 de octubre, 2016, 7:19:31am

La conversación de ayer con mi madre:
Y: Es horrible porque nos paramos a las 5:30 diariamente.
M: ¡Ah!, es que ésta, a ésta... (señalando la taza con café)
Y: ¿La taza?
M: Sí, no le queda bien la blusa.

Mi primer impulso es pararme de la mesa. Salir corriendo. Respiro, me como la desesperación mezclada con el dolor y le contesto: "Sí, le queda muy apretada."

Muchas de las cosas que me van pasando hoy en la vida tienen que ver con el tema más difícil para mí, con lo que seguramente es mi misión de vida, con la paciencia...

23 de enero, 2017, 1:48:25pm

Hace muchos años le pregunté a mi madre, "¿Por qué, si me veías de error en error haciendo tonterías, no me decías nada?" A lo que ella contestó: "Porque tenías que vivir tu experiencia y aprender; vivir tus elecciones y sus consecuencias; además, no te hubieras detenido, no hay forma de detenerte."

Lo agradezco; agradezco la forma en la que no hizo nada para "salvarme"; gracias a eso, a no llenarme de miedo o de cerrazón o de miedo al "qué dirán". Yo vivo mis experiencias y, a veces, aprendo; lo que es un hecho es que, para nada, me detengo; no me detengo. Ya sea para dar con aciertos o para aprender más.

27 de mayo, 2017, 7:06:35am

"Te creo capaz de todo".

"¿Para qué tratar de detenerte si no hay forma de hacerlo? Nunca te detienes"

"Ya no levantes la mano" (para participar en eventos, festivales etc. de la escuela).

"Ya estate quieta."

"Sácate de aquí" (por todo el ruido que hacía).

"Estás loca, no te vayas sola: es peligroso."

Así, la presencia de mi madre alrededor de mí; y sí, soy capaz de todo y eso es *muy* bueno; no, no me detengo: sigo levantando la mano para participar y, a veces, participo sin aviso, sin levantar la mano; no, no me voy a estar quieta por el momento; no sé si cuando me muera; no me voy de aquí hasta que termine lo que comienzo a cada instante y haré el ruido que tenga que hacer para que mi ser se mantenga despierto y alerta; andaré sola los espacios que quiera; los ratos de soledad (como esta mañana) me alimentan igual que los que ando en compañía. El peligro estaría en no habitar los lugares y espacios que deseo hacer míos, acompañada o no; por fortuna, yo sé que eso depende de una decisión mía.

Yo diría que hice caso omiso a todo lo que me decía mi mamá, pero, no; le puse mucha atención y lo que hice y sigo haciendo es usar el lado proactivo de cada afirmación que me lanzaba. Me confirmé y confirmo con cada una de sus palabras. Agradezco sus miedos mas no los hice míos.

¿Qué te decían a ti?
¿Qué has hecho con eso que hicieron contigo?
5 de noviembre, 2017, 9:58:43am

Desde hace años, extraño más a mi mamá cuando está conmigo que cuando no está; sin embargo, ahora noto, ahora siento y me doy cuenta de que, cuando el cansancio me abruma, cuando mi cuerpo me dice "alto", la extraño muchísimo. Comprendo que es desde el soporte que daba mi madre, desde los brazos que me contuvieron, desde las palabras que a ella ya no le salen y solían comunicar y afirmar mi capacidad; hoy noto que, por este preciso momento, la extraño más cuando no está que cuando está (un cambio que percibo en este momento).

¿Qué te pasa a ti cuando estás cansado?
Además de descansar, ¿qué necesitas?
17 de febrero, 2018, 9:33:27am

Ayer fuimos por mi madre para comer los 4 juntos. En el trají,n se atravesó una entrevista a la que tenía que ir; la única opción de llegar a tiempo era que mi *teen* llevara a mi mamá de regreso a su casa en lo que yo tenía la entrevista. Mis hijos pasaron por mí después de llevarla y pregunté cómo se había quedado la abuela. La respuesta trajo consigo las emociones más básicas del ser humano, "No se quería quedar, mamá. Decía que ahí no era su casa. Se puso muy nerviosa y, además, no se quería meter. Decía que los niños (mis hijos) no se podían quedar solos en la calle."

Ella, en medio del miedo que siempre le ha provocado llegar a ese lugar que desconoce, luchaba por proteger a mis hijos. El instinto de madre es muy cabrón, es fuerte; es *todo poderoso*.

Yo le doy las gracias por cuidarlos, por sacar en el momento de caos emocional su instinto materno para volver a cuidar a mis hijos como lo hizo tantas veces. ¡Cuánto regalo hay inmerso en lo que se ha perdido! Estoy triste, muy triste y muy feliz de ser tan afortunada y encontrarla cada día. Siempre que estamos juntos, tomo una foto. Deseo que no se me olvide jamás que, además de la vida que mis padres me dieron, me dejaron extras que me sostienen a diario. ¡Gracias!
10 de julio, 2018, 10:55:49am

Ando en el escombrar para sacar y dejar lo menos.
A: Ma, ahora vamos al cuarto de la abuela para escombrar.
Y: Ve tú, enano.
A: No, vamos juntos: es más divertido.
Yo lo observo: veo la forma cuidadosa con la que va revisando cada cosa. Juntos llegamos a una misma conclusión al terminar la revisión. Encontramos su libro de recetas (que creíamos perdido y que es mi máximo tesoro --ni que decir para Amaury--; ella nos nutría). Encontramos un resultado favorable de una mastografía: ella se cuidaba. Encontramos cuadernos con trazos bien hechos para algún diseño que tenía en mente para pintar: ella proyectaba. Encontramos herramienta para tallar la madera y un libro sobre ello: ella creaba. Encontramos muchas fotos de nosotros, de sus hermanos y padres: ella pertenecía en forma consciente; sigue siendo parte mía, de los míos y del mundo: ella pertenece.
Cenamos mi N, mi A y yo juntos, llenos del hacer de mi madre. Sí, ella hacía, generaba, movía, y a su forma, seguramente encontraba. Cenamos bolillos con mantequilla y azúcar, así como muchos días lo hacíamos con ella.
24 de julio, 2018, 8:33:10am

Pastel de queso; ella haciéndolo con mi *teen*.
M: ¿Le vas a poner ralladura de naranja?
Y: No, Ma, es el pastel de queso.
M: ¡Ah qué rico! ¿Qué sabor le vas a poner?
Y: Es el pastel de queso.
M: ¡Ah, qué rico! Y así, algunas preguntas más.
M: Hay algo en el horno.
Y: Sí, el pastel de queso.
M: ¡Ah, qué rico!
Lo sacó y lo acomodó en la mesa.
M: ¡Ah, qué rico! Hiciste pastel de queso.
Y: Tú lo hiciste. Mira la foto.
M: ¡Ah!, ¿ahorita lo hice?
Y: Sí.
M: ¡Ah, qué rico!...
La vida es magia pura.
24 de julio, 2018 8:38:13 am

Dice Nancy Friday sobre su madre en su libro Mi madre, yo misma: "A medida que voy haciéndome mayor, más va alejándose de mi niñez, de su acorazado papel de madre, convirtiéndose progresivamente en una mujer más y más interesante. La miro hoy, y con todo el amor y la irritación del mundo, lamento que no tuviera la oportunidad de no vivir otra vida, no sintió la oportunidad de escoger"

Yo veo a mi madre con admiración, está totalmente incapacitada con la habilidad de sostenerse a sí misma, habilidad que trabajó, defendió, y sobre todo, construyó con total convicción de que era lo más importante para su vida: sostenerse sobre sus propios pies. Ahí es en donde hoy radica la dignidad de mi madre: incapacitada, amnésica, ausente y suficiente económicamente.

Capítulo 3.

Las siguientes huidas de Cristina

A veces se piensa que huimos de los problemas; yo creo que, los que huyen, probablemente están en una búsqueda de la felicidad que les ha sido arrancada y un día descubren que es la pasajera principal en su corazón.

La primera vez que mi madre huyó de su casa tenía 6 años; en las demás, era una adulta. Yo digo que buscaba la aventura; así la quiero recordar; podrían ser huidas de su vida, por supuesto, pero también ir al encuentro de la novedad, de la adrenalina, del cambio y, ¿por qué no?, tal vez al encuentro de la ansiada y robada felicidad.

La primera vez que deja la casa siendo adulta es en una circunstancia en que se vio obligada a hacerlo. Mi padre ya no vivía en la casa; tenía otra, que compartía con otra mujer. De buenas a primeras, él regresa y, por alguna razón que desconozco, sólo la imagino, ella se va; nos quedamos con mi padre. Mi madre se muda al departamento de su hermano quien, en ese momento, vivía en San Diego y lo tenía vacío y disponible. Poco recuerdo de esos días; yo tenía 11 años, pero tengo una imagen de ella muy, muy clara. Llegamos a verla y salió a la puerta del departamento. Yo la veía desde debajo de la escalera y su mirada era muy triste; no sé qué había en su energía, pero ese día sentí en mi cuerpo toda su tristeza combinada con su fuerza y la soledad. Nunca voy a olvidar cómo la veía en alto, 7 escalones arriba que yo y aun así la sentía muy triste. Yo también, yo también. Meses después, cumplí 12 años, organicé sola mi fiesta y ella llegó; se quedó sorprendida: yo tenía sándwiches, refrescos y música. En aquellos tiempos, los niños andaban solos en la calle; no era necesario que la mamá hablara con las otras mamás para que los niños acudieran a la fiesta. Estaba terminando la primaria: casi todos mis compañeros de escuela estaban ahí. Al mismo tiempo, mi hermano tenía chinches en su cama, producto de un viaje de 15 días al sureste. Ella regresó a la casa: lo que vio le pareció demasiado para dos niños que pasaban la mayor parte del tiempo solos en esa casa.

Mérida: años después (ya divorciada), emprendió la aventura a Mérida. Mi hermano la acompañó hasta allá en un bocho blanco sin aire acondicionado; se fue deprimida, pero con ganas de estar bien; por eso se iba, para estar mejor, para encontrar; ella no sabía que ya tenía adentro eso que tanto andaba buscando. No sabía que no se trata de buscar sino de *encontrarse*. Al muy poco tiempo, regresó. En ese tiempo, yo era "China libre": estaba en la universidad, en los últimos semestres. Su huida me cayó muy bien.

Morelia: Yo me casé a los 28 años. A la semana de mi matrimonio, se volvió a ir lejos (esta vez, a Morelia). Allá encontró estabilidad emocional; comenzó a estudiar historia del arte en la universidad del estado y tenía amigos a los que frecuentaba y la frecuentaban. Empezó a pintar, a esculpir y a disfrutar su vida; tenía 50 años y conoció a alguien que se convirtió en su novio, amante o lo que fuera; tenía una relación y nunca se vio tan hermosa como en ese momento: estaba llena de vida. Él la buscó en mi casa: fue de Morelia hasta Chiluca, Atizapán; tocó el timbre, me asomé desde mi balcón y él preguntó, directo: "¿Está Cristina? Por favor, dile que soy Perengano". Yo me emocioné, corrí a decirle que Perengano estaba en la puerta que, por favor, saliera a verlo. Ella no se emocionó; de hecho, se puso muy seria. "No voy a salir", me dijo. "Dile que no estoy". Le rogué que saliera, que platicara con él, pero no quiso. Tuve que salir y decirle tal cual para que no quedara duda: "Dice mi mamá que no está". No hubo nadie más en su vida. No le permitió entrada a ningún hombre más (de hecho, yo digo que su canción es la de "La Bikina"; toda la canción es ella: altanera, preciosa, orgullosa; no se deja consolar; alguien vino y se fue; pasaba las noches llorando por él; toda la canción es ella).

Al nacer mi hijo, ella no puede evitar hacer lo que entendía como el amor: ser abuela al 100%. Regresó a México con el pretexto de ayudarme con mi hijo; yo trabajaba de tiempo completo, pero siempre he creído que lo hubiera solucionado de alguna otra manera; ella lo facilitó: regresó y se instaló cerca de mi casa y cuidó de mi hijo con un escrúpulo que agradezco mucho. Mi hijo estuvo contenido con su más auténtico y profundo amor. Fueron años en los que la depresión la soltó un poco y la dejó disfrutar. Ella nunca había sido tan feliz como en esos dos primeros años de su nieto. Un buen día, a los dos años y medio de Amaury (que hablaba muy, muy bien), me dijo: "¿Mamá, tú vives en Citibank?" Podrás imaginar mi sentir. "No", le contesté. "Vivo aquí contigo o ¿quién vive contigo? ". A lo que me respondió, "Toña" (Toña era la perra). Ese día renuncié. En un arranque de tristeza, pedí mi liquidación y me dediqué a mi casa por 4 años seguidos (mismos que mi madre se quedó sin esa tarea de cuidarlo). Llegó mi hija Nyssa y más amor de abuela emergió de ella, pero ya no desde ninguna responsabilidad más que la de ser abuela consentidora.

Muchas veces, yo sentía que traspasaba los hilos de la frontera de mi privacidad, de mi familia, de mi vida y es que nosotros éramos su único sentido y ocupación. Yo me sentía invadida; ella se sentía relegada (otra vez, relegada de una familia). En esa época, un tiempo vivió en mi casa; luego, cerca de mi casa y luego, de nuevo, en mi casa. Tomaba clases de pintura, cocinaba, paseaba a las perras y me ayudaba con mis hijos; me ayudaba mucho, sobre todo, los amaba y ellos se sentían completamente en paz con ella. Yo la dejaba aun cuando me sentía muy invadida.

Siempre he creído que debes tener una vida interesante y ocupada de forma tal que seas muy feliz en ella y no puede ser una vida vivida a través de lo que los otros van construyendo para sí; eso pasó con ella; fue tocando territorios que son privados, que son de una familia de cuatro, papá, mamá e hijos. Los abuelos son una extensión, pero no parte del núcleo y, mucho menos, pueden ser que esa parte del núcleo sea el único sentido en sus vidas.

Tequisquiapan: Al no encontrar sentido en su vida, una vez que yo tomé por completo mi lugar en mi familia, ella compró una casa en Tequisquiapan, y se fue. El pueblo la recibió muy bien; no hizo amigos, pero acudía diariamente a la casa de la cultura: aprendió a tejer con vara de saúz y sabino y llenó su casa de objetos tejidos: cestos, tortilleros, recipientes hasta con forma de animales; siguió pintando, recogiendo piedras y comprando antigüedades curiosas que eran la delicia de mis hijos cada vez que la visitamos, cosa que hacíamos cada quince días o, lo menos, una vez al mes. Desde antes de irse, yo sospechaba que algo andaba mal: se le olvidaban muchas cosas; su estado de ánimo volvió a ser depresivo y cada vez era más agresiva con todos, menos con mis hijos. Tenía justamente mi edad, 54 años. El síntoma más presente era el olvido. Olvidaba lo que iba a hacer, lo que iba a decir y lo que le habías dicho; repetía constantemente lo mismo en un lapso de 30 minutos. Ya estaba mal, pero no lo suficiente como para detenerla; hubiera sido imposible hacerlo. Corrimos con la suerte de que no le pasara nada, de que fuera medianamente funcional durante bastante tiempo. El síntoma de la violencia no le permitía hacer amistades; además, sólo amando a la persona, puedes tolerar que te repita lo mismo muchas veces en muy poco tiempo o que se le olvidé lo que ya le contaste.

Mi mamá tenía síntomas desde que yo era pequeña. La depresión la hacía dormir, enojarse y pelearse con la gente; su estado de ánimo fluctuaba entre la tristeza y el enojo (la ira, mejor dicho). También perdía las llaves de la casa; yo sé lo que es un cerrajero desde muy niña. Recuerdo muchas veces estar afuera de la casa esperando a que el hombre llegara a abrirnos. Tenía síntomas desde siempre pero, un día, le ganaron.

Capítulo 4.

Los indicios que me señalaron que había que tomar cartas en el asunto

> *¿Cómo no caer de rodillas ante el altar de la certeza?*
> El péndulo de Foucault, Umberto Eco

Mientras ella estaba en Tequisquiapan, muchas de mis sesiones de terapia las ocupé en el tema de mi madre y su enfermedad; me hacía preguntas: ¿cuándo será el momento de ya no dejarla vivir sola, ¿y si, entre que decidimos y no, se pierde? Pero la ansiedad, como sabemos, proviene de estar en el futuro y crear fantasías catastróficas. Pasaron cosas de las cuales no supimos exactamente, pero sabemos que pasó algo; de otras sí supimos; sólo hasta entonces pudimos tomar la decisión. Mi duda era, ¿qué tendría que pasar para que la sacáramos de su casa? Dado su carácter, ¿cómo le iríamos a hacer? No se dejaría. ¿Y si nos tardáramos?

Un día, de repente, como cualquier otro de nuestra visita, había tres postres para una tarde de sábado y 5 personas. En un estado de obsesión (o porque había olvidado que ya los tenía, ella siguió haciendo postres: flan napolitano, pastel de queso y arroz con leche).

Los domingos en la mañana era el mismo ritual: como olvidaba qué era lo que tenía que comprar en el súper, no estaban las cosas completas para cocinar nada; entonces, faltaban, por ejemplo, los jitomates; salía a la tienda más cercana por ellos y regresaba con queso; era imperioso que alguno de mis hijos la acompañara para que ella pudiera completar esa tarea sin problemas (ese síntoma lo tuvo mucho tiempo; no era uno que nos provocara urgencia para moverla, sólo que era algo que sucedía siempre).

En cierto momento, llegó a haber en su baño 12 botellas de champú; se le olvidaba que ya tenía y, cada vez, que veía uno en el súper, se lo compraba. Tenía obsesión por ese producto porque no pasaba con todas las cosas.

Ya más avanzada su enfermedad, un día llegamos y no había nada para comer; ella siempre nos preparaba algo rico; la ausencia de ello era una mala señal. Abrí el refri para preparar algo y lo encontré vacío; abrí la alacena y ¡estaba repleta!, repleta de barras de chocolate amargo, cada estante lleno de ellas. Mi corazón se apachurró; mi mente se asustó; parecía que el momento de sacarla de esa "independencia" llegaba y yo no sabía cómo hacerlo, a pesar de mis tantas horas de terapia, estaba congelada. Lo que más miedo me daba era justamente mi mamá, su reacción; ella era violenta, rebelde, no habría forma de obligarla a nada. Esa visita terminó en el súper, comprando lo necesario para que ella comiera en la semana y regresamos a nuestra casa todos asustados, hablando todo el camino sobre las posibles formas de hacer que vendiera su casa, llevarla a la nuestra y comprar otra propiedad que, junto con su pequeña pensión, fuera su fuente de ingreso.

Obviamente, el tema del manejo de su dinero también tenía muchos riesgos en ese momento por lo que, una vez al mes, sacábamos el dinero de su pensión y se lo dejábamos en un cajón que ella tenía que abrir, y rezábamos para que no lo cambiara de lugar. Al momento en el que se fue a mi casa, encontramos entre su ropa cerca de $20,000 que ella había estado poniendo por todos los cajones de su clóset.

Ella fue "funcional" mucho tiempo con su enfermedad ya bastante avanzada, pero pasaban "cosas". Un día por la mañana, me habló por teléfono, "Se robaron mi carro". Yo me quedé helada. Podía ser cierto, sin duda alguna, pero podía no serlo dadas las circunstancias de su estado de salud; en ese momento, sin más ni más, pedí a una amiga que recogiera a mis hijos de la escuela y corrí a Tequisquiapan; lo primero que hice fue checar alrededor de su fraccionamiento. Nada. Pasé por ella, salió confundida: no sabía qué estaba yo haciendo ahí y sin los niños. "Hola, ¿vamos a desayunar?". "Sí, mamá, vamos". Entré, saqué las llaves de su coche y fuimos a desayunar. Ella estaba feliz y eso era mi compensación. Del desayuno, nos dirigimos al lugar al que ella iba todos los días, al centro de cultura y ahí estaba su carro estacionado. Nos subimos, la dejé manejar y llegamos a su casa. Me regresé entrada la tarde. Me regresé llorando, y con lo mismo en mi cabeza, ¿cómo le hacemos?, ¿qué hacemos?, ¿cuándo? Ya es mucho, ya no funciona y corre peligro.

A los quince días de ese evento, regresamos a Tequisquiapan y, en esa ocasión, pasaron dos cosas, ambas serias, ambas iban más allá de lo que había estado pasando: el carro tenía sangre en el cofre; ella decía que eran las huellas de patas de un gatito que siempre iba; yo no estaba ni estoy segura de ello. No sabemos qué pasó y, aunque no era mucha sangre, aunque hubieran sido las huellas del gatito, yo entendí que ella ya representaba peligro para otros; entonces, abrí el cofre y le saqué las bujías y aflojé la batería. Todos los días después de eso, ella me hablaba y me decía: "No sirve el coche". "¡Ah!, ahora que vaya, lo arreglamos, ma". Y, por supuesto, en unas horas más, me volvía a hablar con el mismo tema. Estaba atrapada en su casa porque el sol de Tequisquiapan no te permite caminar mucho; yo estaba "tranquila" y ella estaba más atrapada.

El domingo, antes de que nos fuéramos, llegó una persona a tocar el timbre de la casa; yo salí y me encontré con una señora. Mi mamá salió detrás de mí, la saludó y ella le dijo: "Vengo por los $300". Mi mamá entró a la casa, sacó un billete de $500 y se lo dio. La mujer se fue como si nada con el dinero de mi mamá. Le pregunté: "¿Por qué le diste dinero a la señora?". Me contestó tal cual: "Ella viene a cada rato a pedírmelo. Yo le ayudo". Decidí quedarme. Al día siguiente, la mujer volvió. La corrí a gritos y quería hacerlo a madrazos. La amenacé: "Si regresas a tocar aquí, si te vuelves a acercar, te vas a la cárcel; ya está avisada la policía".

Hablé con mi madre. Le platiqué todo lo que estaba pasando; entendió; le dio mucho miedo; la invité a mi casa, a vivir en mi casa. Aquí, hay que reconocerlo --honor a quien honor merece--, el padre de mis hijos, en aquel tiempo mi marido, tuvo la iniciativa, "Tenemos que traerla a vivir con nosotros; ella nos ha ayudado mucho". Yo le tomé la palabra y dije: "Si´, hasta donde se pueda", porque vivir con mi madre nunca había sido fácil: ahora enferma y con muchas cosas que pasaban (desde olvidar hasta creer que le robaban), la cosa se complicaba, pero lo decidimos y pusimos un letrero de "Se vende" en su casa. Ella tenía la peculiaridad de poner un letrero afuera de sus casas y venderlas a la semana, tal cual, a la semana. Y así fue: a la semana de haber puesto el letrero, ella ya tenía compradora. Con todo y su enfermedad, logró la venta y escriturar a nombre de la compradora ella sola. Se fue a San Juan Del Río a la notaría y entregó su casa. Mi cuñada, la esposa de mi hermano, la fue a auxiliar con la mudanza y una tarde de julio de 2014, llegaron el camión, mi cuñada y mi mamá con su carro (que habíamos habilitado para poder llevarlo a mi casa). Sus muebles y pertenencias ocuparon todo mi salón de fiestas que yo usaba mucho pero que podía ceder para ella ante la circunstancia.

Un año compartimos juntas bajo el mismo techo. Se fue perdiendo de poco en poco. Esos 12 meses nos permitieron acercarnos en medio del caos y la confusión y, sobre todo, como en los funerales, que uno de sus cometidos es la asimilación de la muerte, para mí fue la asimilación y corroboración del nivel de gravedad de la condición de mi mamá. El comienzo del duelo eterno…

Capítulo 5.

El diagnóstico

Muchas patologías son absolutamente sordas a las reflexiones de la ciencia médica. Se escriben libros y se inventan microscopios; se publican millones de artículos científicos y se otorgan Premios Nobel a grandes médicos. La suma de esas conquistas mejora la vida, pero, con demasiada frecuencia, las enfermedades son tan ilógicas e impredecibles que la única forma de atenuarlas es por medio del cariño y de la compañía
Arnoldo Krauz

En junio del 2014, después de varias experiencias como las que ya te platiqué, fuimos al doctor. "Se tardaron mucho", es lo que has de pensar; y sí; y es que mi madre no lo permitía y, además, podrás creer que es fácil lograr algo así; y sí lo es con una persona dócil, que puede comprender, que sea fácil de manejar, pero ella no lo era; ella se arrancaba en primera, se enojaba, te atacaba y se No había forma de llevarla; decía que no tenía sentido, que si ...aba enferma, no había nada qué hacer. Un buen día, después de los cientos de intentos que hicimos para llevarla, donde inclusive en uno, habiendo dicho que sí iba, en el camino, con toda la furia de la que ella era capaz, me gritó y pidió que detuviera el carro porque ella se quería bajar, me regresé, le dije: "Ya no vamos. Si no quieres, no vamos. Está bien". Un día logré que accediera, y que, además, en el camino no se quisiera bajar del carro, no se sintiera secuestrada, manejada, obligada o tratada como niña.

Llegamos al médico con un estudio en las que las imágenes eran claras: parecía que el cerebro de mi mamá había sido cortado con este utensilio cuchara (*bolifrut*) que sirve para cortar las frutas en bolitas. Así se veía el cerebro de mi mamá y, seguramente, ahora más. El médico le hizo preguntas e hizo pruebas. Ella estaba tranquila y participó. No tuvo que hacer mucho: la diagnosticó con una enfermedad que es muy parecida al Alzheimer: demencia frontotemporal. La esperanza promedio de vida es de 10 años después del diagnóstico. "Pero yo la diagnostiqué hace como 7 años, doctor". "No, pero es así: 10 años más o menos después de que ya no son funcionales" (de eso hace 9 años). "Todas las demencias son muy parecidas", nos dijo el neurólogo. "Todas terminan con pérdida de memoria; algunas, con alucinaciones, violencia, desinhibición sexual, autolesiones y demás pesadillas". Conforme yo iba escuchando, iba llorando por dentro. Mi mamá ya perdía mucha de la información que él daba y no la hacía propia. Ésa era una gran ventaja en el momento.

Mandó la medicina; esos medicamentos son complejos de manejar: hay que dar con la dosis exacta; de otro modo, ponen lento, mareado, con visión borrosa y pueden dejar hasta babeando de tan dopado que está al paciente; a ella le cayeron mal: estaba lenta, triste. Decidimos esperar a consultar a otro médico, una vez que ella ya estuviera en mi casa, cosa que pasaría unas semanas después.

Después del diagnóstico

> "El dolor demanda ser sentido"
> (John Green, *Bajo la misma estrella*)

2am y me despierta un nudo que ahoga, un dolor en los hombros y un extraño sabor en la boca. El sabor me recuerda el breve e intenso dolor de la endodoncia de la mañana; el nudo está apretado en mi garganta, está atorado; me jalo la pijama, pero no funciona; es como si me hubiera comido un gran bocado: ni pasa, ni sale y provoca algo cercano a las náuseas, pero sin fuerza; ¡ah!, olvidé masticar, hay que masticar; masticar la noticia del desafortunado diagnóstico hecho a mi madre, masticar la llamada de mi marido diciendo que le pegaron en su coche (por fortuna, él está bien), masticar el miedo al dolor de la endodoncia, masticar que no hubo ritual de "piojito" con mi *teen*, masticar y respirar profundamente: no me puedo dar el lujo de olvidar así que respiro profundamente

El dolor se debe sentir antes de que el cuerpo reclame; las experiencias se mastican antes de ser tragadas con anticipación para que "ya pasen".

Por fin, amanece; de nuevo, hay luz y yo llevo a mis hijos a la escuela con el regalo del privilegio de poder limpiar mi mirada con lágrimas: sólo por este instante veo con más claridad. Nudo suavizado, dolor permitido y con puerta abierta. ¡Bienvenido!

El dolor demanda ser sentido.

17 de junio, 2014, 8:02:55am

Todas las demencias se parecen en los síntomas; terminan, en su mayoría, con la pérdida de las tres esferas que nos hacen conscientes: la persona, ¿quién soy?; el tiempo, ¿qué día es hoy?;el espacio, ¿dónde estoy? Ante estas pérdidas irremediables, no queda más que ser cuidado: no hay forma de estar solo y ser independiente si estás perdido dentro de ti mismo y no reconoces a los tuyos. Dentro de las demencias más comunes que se parecen porque comparten muchos de los síntomas están: Alzheimer, demencia frontotemporal, enfermedad de Pick, demencias por cuerpos de Lewy, enfermedad de Huntington, la enfermedad de Parkinson y demencia vascular. Mi mamá tenía razón, ¿para qué saber lo que tengo si no hay nada que hacer?, ¿para qué vamos al doctor? Lo que me pasa no tiene forma de arreglarse.

Capítulo 6.

Eligiendo lugar para que la cuiden La última huida, pero no la final

> *En este punto muerto*
> *en este año desgracia*
> *no sé si es el momento*
> *de decirlo*
> *con los puentes a medio descender*
> *o a medio levantar*
> *que no es lo mismo.*
> Mario Benedetti

¿Llegue al momento de cruzar el puente ¿Será ése el puente?

Mi mamá había pasado unos días en Querétaro en casa de la hermana con la que más pleitos ha tenido a lo largo de su vida; esta vez, se peleó a trancazos; se hicieron bastante daño: mi madre traía muy lastimado el cuello y mi tía también estaba muy lastimada de un brazo. Ellas tienen una gran historia violenta que no han sanado. Además del pleito, ella se salió de casa de mi tía a las 12:00 del día. Me avisaron que se había ido en un taxi y no sabían a dónde. Yo pasé el día entero angustiada, con miedo de que se perdiera, que la asaltaran o de que pasara cualquier cosa. No supimos qué fue lo que pasó en ese tiempo, pero ella llegó a mi casa a las 10:00 de la noche (cuando que, por mucho, hubiera hecho de 3 a 4 horas). Llegó caminando, cansada, con su maleta y golpeada. Para el día siguiente yo ya había hecho una cita a una casa de asistencia para ir viendo qué posibilidades teníamos.

Pasé a recoger a mi hermano y, en el camino, le fui contando lo sucedido; él me intentaba calmar. Traté de escucharlo para poderme alejar de la situación y evaluarla en forma objetiva, pero no me fue posible: mi confusión era mucha; no sabía si lo que había pasado era normal, o no (y digo "normal" porque ella siempre ha sido así). Recordamos juntos algunas experiencias no gratas sobre la violencia de la que es capaz mi madre; digo "recordamos" pero la verdad es que las había borrado.

Llegamos a donde nos dirigíamos. Un letrero nos daba la bienvenida; el lugar estaba abierto; no había rejas: unas mesas de jardín estaban dispuestas alrededor de cada villita; los jardines eran muy bonitos; el bosque abrazaba la instalación y le daba un toque acogedor y fresco, como de película.

Nos encontramos con una mujer muy amable que nos explicó un poco sobre el espacio. Nos habló de las edades de las personas, de sus problemáticas. Nos platicó de 2 o 3 experiencias de éxito (ninguna de fracaso); entonces, yo me observo, como siempre, incrédula: mi especialidad es el *sospechosismo* y la desconfianza y me digo, "¡Ah!, es que este caso no lo conocen, es que nuestro caso está cabrón".

Nos explicó la parte más difícil (para mí): el proceso de ingreso de las personas, que era realmente cruel. Así es la cosa: llegas y le dices a tu familiar que "al rato regresas", y ya no lo haces. Ella lo iba a olvidar pero yo no podía hacer eso; me entró miedo, casi pánico; a decir verdad, me paralicé; no me creí capaz de hacer algo así ni de delegarlo; me parecía tan inhumano, tan que rompía los derechos mínimos de la persona; controlé mis lágrimas mientras que la mujer que nos recibió, nos invitaba a hacer un recorrido; me sentí aliviada-distraída por una gran planta de lavanda que se encontraba al salir de la recepción y por un helecho que adornaba la casa con unos brazos que parecían patas de tarántulas y se veía hermoso.

Caminamos. Entramos a diferentes villas, cada una con cuidadoras/enfermeras. Las villas eran bonitas (unas más que otras). Las personas que las habitaban, en su mayoría, pasaban de los 75 años. Mi madre tenía 65; saludábamos al entrar en cada una; algunos respondían al saludo; otros, no. Había un inevitable olor a orina en 2 o 3 villas aun cuando estaban limpias: era inevitable.

Llegamos a una villa y una mujer blanca llena de pecas me llamó con su mano en forma insistente; estaba sentada; me acerqué con cautela e incertidumbre; me sentía tensa; extendí mi mano hacia ella para tocar la suya y me jaló; me dio un abrazo y un beso y me dijo: "Chula, Chulita, Chula, Chulita"; me sentí aliviada; le regresé una sonrisa y un gran apretón en sus manos; me incliné hacia ella y le di las gracias.

Dejamos esa villa y entramos a donde vivía la señora Flores (por ponerle un apellido). Parecía estar lúcida. ¡Uf!, me relajé; la saludamos, y nos preguntó, "¿Para quién están buscando el lugar?" Le contestamos y dijo: "¡Ah!, es una decisión muy difícil para ustedes; se cree que traernos aquí es abandonarnos, pero no, aquí estamos muy bien. Es lo mejor para todos; es una decisión muy difícil; va a estar bien, le haremos su novatada". "Sean benevolentes, por favor", le contesté. Ella me dijo, "¡Ay!, te platico cómo es la novatada: si puede comer pastel, le damos una rebanada de pastel y un café: así es". La mujer que nos iba guiando nos dijo que la señora Flores jugaba dominó, que era buena y su secreto era que dejaba ganar a los señores para que la siguieran invitando y la señora Flores decía: "sí, el secreto para que los hombres estén contentos es hacerles creer que son mejores que una, que son lo máximo, aunque no lo sean". Yo, al escucharla, creía que ella estaba lúcida. Y, de repente, comenzó de nuevo, "¡Ah!, es una decisión muy difícil para ustedes; se cree que traernos aquí es abandonarnos, pero no, aquí estamos muy bien". Volvió a comenzar y nuestra guía hizo sus movimientos para salir de ahí diciéndonos que nos lo repetiría todo el día si nos quedábamos

Entramos a otra villa; nos advirtió que la que vivía ahí era un poco violenta (otra vez, me dio miedo); ella era más joven: tenía como 70 años cuando mucho, guapa; apenas y vio entrar a mi hermano (que también es guapo), le dijo a nuestra guía, "Que ése se quede aquí". Mi hermano sonrió muy tranquilo. No nos acercamos; sólo saludamos y salimos rápido.

Entramos a otra villa. Una señora nos mostró el collar azul con verde que había hecho y nos platicó que no se lo quitaba ni para bañarse, que le gustaba mucho. Yo le respondí que estaba hermoso, como sus ojos, y que combinaba con el color de ellos. Desde ese momento, se vino atrás de mí en nuestro recorrido por la villa; allí, todas saludaban, todas respondían. Cuando ya nos íbamos, me despedí de ella volviéndole a decir que su collar estaba hermoso como sus ojos. Y me dije, "¡Ay, yo, también, ya estoy repitiendo!" y es que, la verdad, no sabía ya ni cómo salir de ahí; ya quería salir de allí al mismo tiempo en que los ojos azules de la mujer me atrapaban.

Llegamos a la última villa; ¡por fin! Ahí, una mujer se me acercó. Se parecía mucho a mi abuela. Me dijo, "Tú eres una niña". Le dije que sí. Apenas y se entendía lo que ella decía. Me abrazó fuertemente y me besó tres veces. Me soltó y yo sólo tomé sus manos y le agradecí; se acercó a mi hermano. La guía le dijo, "¿Quién es él?". Ella contestó. "No sé", y se angustió. Yo le dije que era su visita de hoy y, ni tarda ni perezosa, se colgó del brazo de mi hermano y nos acompañó, sostenida por él, hacia la recepción; ahí, la guía le dijo que perengana le iba a dar una galleta; soltó a mi hermano (ya sin conciencia de él) fue por su galleta y alguien la llevó de regreso su villa.

Ahí, en la recepción, nos sentamos y hablamos de los costos, del cómo, de las consecuencias de no actuar "oportunamente" y yo me quedé sin poder definir cómo me sentía y cuándo era "oportunamente"

Lo que recibí de esas mujeres fue afecto; traté de regresárselos; no puedo decir que era un lugar alejado del amor; no, sólo que me cuesta mucho aceptar que ahora es el momento; ¿lo es? ¿Es tanto lo evidente que prefería no verlo claramente? Lo obvio provoca ceguera. Al escribir esto, mi corazón siente una gran tensión; el mensaje está en mi cuerpo; tengo 2 semanas con mi ojo izquierdo temblando; ¡claro!, el izquierdo. Necesito claridad y, para ello, necesito poderme distanciar de la situación: no ser parte de la ecuación; ¿cómo?, si soy uno de los signos o una de las variables o uno de los importantes paréntesis. ¡Ah!, me tengo que convertir en la "X", y hay que despejarla. Necesito ser solución.

Esto es como llegar al momento en el que hay que cruzar el puente y es un puente colgante y movedizo, y le faltan tablas; así es, me faltan tablas para hacer esto. Sólo por este instante, no sé qué hacer. Mañana ya veré.

4 de agosto, 2014, 11:23:27am

Buscando lugares (casas de asistencia) para mi madre; N está con nosotros.

N: ¡Ay, no, no, no, no, no, no...! Este lugar no; ¡mira!, se está comiendo una servilleta; no, ma; este lugar, no.

Lo más difícil que he vivido en mi vida es tener a N en mis brazos creyendo que se moría; después, este proceso de aceptar la enfermedad de mi madre (porque está entera en todo su cuerpo y es muy joven). Esta semana la tarea ha sido quitarme la idea de "joven" y ver sólo el problema, sólo el problema. Verla como si

tuviera 99 años. Me es difícil. Así cómo dice N: "¡Ay, no, no, no, no, no! Este lugar, no.
14 de marzo, 2015, 6:10:46pm

Encontrar una casa de asistencia que nos gustara fue una tarea imposible; recorrimos alrededor de 25; digo "imposible" porque no creo que algo así te pueda gustar; "imposible" porque lo que podría gustarme estaba fuera de las posibilidades de mi mamá. La búsqueda fue ardua, cansada, amplia; la CDMX es muy grande, vimos lugares que olían a muerte, (literalmente, a muerte); pero olían así por la experiencia de ver a estas personas que no se sostenían a sí mismas; los lugares olían a voluntad arrancada. Estaban ahí, en donde debían ser asistidos por el personal pagado para ello y eran abandonados por estos. El aroma era a cuchitril con olor a orín, abandono y miseria. Yo entraba esperanzada y salía decepcionada del ser humano y me sentía triste por aquellos que no podían consigo mismos y dependían de otros. Me sentía triste porque lo que estas enfermedades se llevan es la dignidad de las personas. Estas enfermedades los despersonalizan: adiós a la identidad, al tiempo y al espacio; estas enfermedades les quitan todo.

Bien dicen que todo está ya dispuesto en nuestras vidas y que, al parecer, los destinos están definidos. Un buen día, una persona muy querida me recomendó a la geriatra que había tratado a su papá; la llamé para que revisara a mi madre y la medicara diferente porque, aunque no soy médico, entendía que, en ese momento de lucidez mediana de mi madre, podría haber algún medicamento menos dañino que le diera tranquilidad y una mayor presencia en lo poco de vida presente que le quedaba y, además, quería que el doctor nos diera alguna guía. El espacio que habíamos ocupado para dejar todo el menaje de mi mamá ya estaba vacío; poco a poco, fuimos deshaciéndonos de todas las cosas que ella tenía y yo había vuelto a habilitar el espacio como mi consultorio; ahí, en ese espacio en el que a tantas personas yo apoyo, también mi madre sería apoyada por la geriatra. Ésta, lo primero que hizo al llegar fue pedirme que, por favor, llamara a la cuidadora de mi mamá para que le diera información de primera mano sobre ella. "Soy yo", le contesté; enseguida me dijo: "¿en verdad?, ¿sabes que te vas a morir primero que ella?, ¿sabes que no es lo correcto para ti, que tienes dos hijos y un marido, una familia?, ¿sabes que no hay nada que la pueda hacer mejorar y sí mucho que te pueda enfermar? Sus palabras me llegaron a la médula. Yo lo sentía. Cada día, mis horas se sentían más vacías y más pesadas. Mi madre cada vez alcanzaba a tener menos presencia, menos funcionalidad, más agresividad, más insatisfacción y yo, menos paciencia y mucho, mucho miedo. Dicen mis hijos, sobre esa época de mi vida, que estaba irreconocible. La revisó, le hizo pruebas, vio todos sus estudios y me habló sobre una casa de asistencia que ella conocía; me dijo que era un buen momento para que se adaptara, para que no le fuera tan terrible y, sobre todo, para que nosotros pudiéramos disfrutar de ella aun estando un poco presente sin sentirnos abrumados porque sería bien cuidada. Pasaron unos meses más para que tomáramos la decisión y para que la lleváramos a esa casa; fueron meses en los que pasaron cuatro cosas que me dejaron ver que ya, otra vez, se tenía que cambiar de casa, esta vez, tenía que salir de la mía.

Una de las cosas que pasaron (tal vez, la más difícil de manejar) fue que se encerró en su cuarto por 5 días seguidos: no salió, no se bañó, no comió, no contestaba, no abría. Cuando mi hija intentó abrir con la llave y llevarle un conejo (que era la mascota de mi hija en ese tiempo), mi mamá aventó a mi hija al suelo y, al conejo, por las escaleras. Esta acción la realizó completamente fuera de su consciencia; esto no lo hubiera hecho en sus 5 sentidos: amaba a mis hijos como a nadie más pero, aun yo entendiendo que este acto no era consciente ni intencionado, no lo podía permitir: mi hija estaba de por medio; mi familia ya tenía un efecto colateral que no quería que creciera. Al sexto día que salió (porque el hambre la sacó de ahí), parecía una indigente: olía a orina; el cuarto estaba hecho un verdadero desastre y ella me daba miedo; de niña, siempre me dio miedo mi madre; ese día, también: su mirada era dura; su expresión facial, más; su cuerpo (que siempre fue fuerte) se movía de modo rápido; yo podía esperar todo, un golpe, un aventón, un grito, ¡todo! Cuando aún estaba casada tenía una pistola que no dudaba en sacar cuando alguien la sacaba de quicio (así decía ella, "Me sacas de quicio"). Ese día, no me fue tan mal. Le pregunté si quería una quesadilla. "Deja de chingarme. No quiero nada tuyo", fue su respuesta. Quisiera decirte que me extrañaba mucho, que eso no estaba en ella antes, pero no; la grosería no lo estaba; el vocabulario, tampoco, pero la energía, la violencia, el "Déjame en paz, no quiero nada tuyo" sí que lo estaba: era sumamente orgullosa, y en ese momento, estaba desquiciada: la vida la había desquiciado completamente. Transité toda la tarde entre miedo, dolor, llanto, enojo, tristeza y falta de certeza. Nunca en mi vida hubiera podido imaginar ver a mi madre en esas condiciones de abandono de sí misma y, mucho menos, esperé nunca que pudiera hacer daño a mis hijos. Mi corazón se debatía entre la consciencia de su enfermedad y la impulsividad de responder a su agresión ya tan repetida y, esta última vez, contra lo que más yo amaba: mi hija. Se requiere a alguien capacitado tomando decisiones, a alguien completamente fuera del círculo emocional cercano a la persona enferma; se requiere distancia que ayude a definir lo mejor para la persona y la familia que la está conteniendo y que, además de todo esto, esté consciente de las posibilidades tanto económicas como emocionales de la persona en cuestión y los que la rodean o cuidan.

Llamé a la doctora. Mandó medicina que la tranquilizó y yo entendí que ése era el primero de muchos dramas más dentro de mi casa.

Después de ese evento, hubo sangre, de nuevo. Habíamos ido a Acapulco; me costaba mucho dejarla sola; le pedí a mis amigas que, por favor, le dieran vueltas. Fueron tres días nada más y, cuando llegamos, nos recibió "bien", con un pastel y sangre en la mesa y por el piso; ella, sin signos de que le hubiera pasado algo hasta que revisé su cabeza y tenía un descalabro pequeño que había sangrado bastante. "La cabeza es escandalosa", eso decía ella porque, cuando se corta, siempre le sale mucha sangre.

Yo tenía ya las señales necesarias para llevarla a la casa que me había ofrecido la doctora y así lo hicimos en junio del 2015 con mucho dolor y una pequeña maleta con 6 mudas; no más, eso era todo lo que ella necesitaba para vivir ahí.

Así nos despedimos: Poco antes de tener todo listo para que ella se fuera a la casa de asistencia, le expliqué todo nuevamente; esta decisión fue hablada con ella muchas veces; lo olvidaba por supuesto. Nuevamente le hablé sobre su enfermedad, los síntomas, lo que seguía; ambas llorábamos. Ella, inmensamente fuerte y amorosa, me dijo: "Por favor, vive tu vida; no me cargues; sería muy triste; mi felicidad está en que vivas libre, sobre todo de mí. Suéltame, Ireri".

Y eso me sostiene hoy. Yo sé que ella quiere que viva mi vida. Sé que estaría orgullosa de lo que he logrado y también sé que cuestionaría algunas cosas de mí que también me cuestiono. Honrar a los padres significa vivir la vida que te dieron y eso es lo que hago.

El día que la dejamos en la casa de asistencia es uno de los momentos más tristes de mi vida y, aun y con su anuencia, tal vez el momento de más culpa; la culpa se cuela, es algo humano; el tenerlo consciente, me da serenidad. Hicimos juntas su maletita. Llegó a mi casa con muebles, electrodomésticos, cubetas llenas de piedras (ella coleccionaba piedras de las que fueran), ropa, dinero entre la ropa. Llegó todavía con una dignidad razonable. Se fue de mi casa con 6 mudas de ropa, artículos de higiene personal, un cuaderno para escribir sus sentimientos y dos libros (aunque ya no podía leer, yo no le iba a quitar la idea de que sí). Llegamos al lugar, mis hijos, su papá, mi mamá y yo. Nos recibieron la dueña del lugar y la geriatra. El espacio estaba impecable. Olía a comida porque justo eran más o menos las 3:00 de la tarde. Mi mamá ya había comido. Le hice algo especial (ella es quisquillosa para comer). En cuanto nos sentamos, mi mamá me acercó y me dijo: "Pregúntale a la doctora si hace eutanasia". No me sorprendía porque es algo de lo que ella, en su sano juicio, hablaba abiertamente diciendo que lo haría para sí misma cuando lo creyera necesario. Aunque no me sorprendía su pregunta, sí hacía mella en mi corazón. Le contesté rápidamente: "No, mamá, ella no hace eso; no es legal; vamos a estar bien".

La acompañamos a su habitación; "¿quieres ir por un helado?"; ella asintió y nos salimos; yo quería correr con ella, escaparnos otra vez, igual y en el camino se recuperaba y el universo me regresaba a mi mamá... pero no, fuimos todos por el helado; platicamos un rato y la regresamos a ese nuevo espacio que, a partir de ese momento, se convertiría en su casa. Ya no entramos: nos quedamos en la puerta; la recibieron bien; la llamaron por su nombre y cerraron la puerta y yo lloré como un bebé al que se le había apartado de su madre; me sentí como la madre que deja a su hijo en el kínder, como cuando se ha perdido lo que se ama; lloré por días seguidos. He llorado su estar ahí por 8 años ya.

Capítulo 7.

Los textos del FB

Yo sólo soy memoria y la memoria que de mí se tenga.
Elena Garro.

Este capítulo es una recopilación de los textos que compartí poco antes de que la enfermedad ya no le permitiera estar sola; narra su estancia en Tequisquiapan, el año en mi casa, el inicio de su estancia en la casa de asistencia y, hasta la pandemia, que nos dejó sin poder verla de cerca por dos años. Hubo días en los que el dolor nos comía; otros, la angustia, desesperación e impaciencia y, en el fondo de todo esto, el amor, el amor que nos contenía en aras de sostenerla lo más posible lo más cercanamente a nosotros.

Y: "Me duele mucho la enfermedad de tu abuela".
A: "A mí, no, mamá, porque ella no se da cuenta".
¿Sabiduría de un chavito de 13 años? Sí, un poco; otro poco de sensibilidad y un mucho de amor incondicional. "Gracias por esto que dijiste hoy, Amaury."
18 de marzo, 2013, 1:32:16pm

Hacia casa de mi madre a Tequisquiapan; no la veo desde la muerte de mi tía a finales de enero y, explicablemente, voy con tristeza, con resistencia, con algo que no sé bien a bien qué es que atraviesa mi garganta y se atora en mi corazón. Me duele su insistente gana de alejarse y esperar. Y, al escribir, me caen veintes.
27 de marzo, 2013, 9:24:18am

Esta enfermedad de mi madre es tan confusa, tan de desilusión. Hablo con ella horas y pareciera haber un ir y venir y pienso que sólo le hace falta hablar con alguien y, minutos después, me pregunta cosas que me dejan ver que no retuvo nada de la conversación y mi corazón se muere de miedo y tristeza; aun así, yo hablo con ella, con su alma.

14 de agosto, 2013, 11:01:59pm

Rumbo a ver a mi madre a Tequisquiapan. La semana pasada, en ese mismo rumbo, iba a la risa asegurada. Hoy voy a tomar lo que aún queda de mi madre y le llevo chiles en nogada. Tomo y doy. Ley de vida.

14 de septiembre, 2013, 9:46:15am

Dejo a mi madre encargada con estas flores guardianas que han crecido en su jardinera. La dejo con el placer de haberle traído los chiles en nogada, peneques y un recipiente lleno de nogada porque la quiere a cucharadas. Dar es la mejor forma de comunicar. Que todo sea en este hogar.

16 de septiembre, 2013, 11:27:02am

2 días de mi madre en mi casa. Paradójicamente, la extraño más cuando está aquí que cuando no está. Se va de poco a poco. Mi único consuelo es que ella no se da cuenta. Darme cuenta... que yo aprenda. Que todos los seres de luz se hagan presentes en su vida.

11 de noviembre, 2013, 9:45:13am

Me voy de casa de mi madre; me voy inquieta porque la dejo inquieta. Me sorprende su aparente desconexión del mundo y su fuerte vínculo y percepción de mí y de lo mío. Las madres siempre están; mientras más viejas, aunque parezcan estar perdidas, van más allá del saber; sienten, perciben.

16 de febrero, 2014, 5:52:51pm

Mi madre tiene fijaciones que van cambiando; este fin de semana, por alguna razón, su fijación estaba con la historia de vida de una de mis amigas y preguntaba: "¿Y perengana?" Yo le contestaba: "¡Ah!, pues se divorció; se entristeció; se le quitó la tristeza; tomó fuerza: ahora, tiene un muy buen trabajo; sus hijas están muy bien; está enamorada. Es fuerte; es inteligente; es una guerrera." Y esto se lo repetí como 8 veces. Como a la tercera, me estaba desesperando hasta que comencé a ponerlo en mi mente como si fuera un mantra en el que, al describir su fuerza, describía la mía. La mala memoria de mi madre y su fijación tuvo, por lo menos, este fin de semana, un gran impacto positivo en mí. Gracias.

17 de febrero, 2014, 7:18:48am

Con mi madre, caminando por la Universidad Anáhuac, para ver una exhibición: "50 artistas". Alrededor de 6 o 7 veces, me dijo "¡Cómo ha mejorado la UNAM!". "No, Ma, es la Anáhuac". "¡Ah!, con razón"

Llegando a la casa, comimos mole. Otra vez, como 6 o 7 veces "¡Qué bueno está este mole!, ¿de dónde es?". Igual de veces, "He estado como adormilada y confundida. Seguro que, cuando me adapte (a esta ciudad nuevamente), se me quita".

Esta vez, vi más allá; todo lo que me dijo fue *positivo* y lo repitió varias veces: la UNAM había mejorado, el mole estaba bueno y que, cuando se adaptara, su confusión se le quitaría. Me quedo con eso, con que su expresión fue positiva. Grandes ejercicios de "voltear la tortilla" con mi madre.

8 de abril, 2014, 6:48:56am

¿Es posible amar a quien no se deja? Yo creo que, a ratos, sólo a ratos porque toparse con paredes duele. ¿Será que el amor los traspasa? Tal vez; para yo estar segura de ello, necesito desarrollar más lo espiritual. Por lo pronto, sólo confiaré en que mis intentos llegan al alma.

Hoy mi madre está en modo "No recibo" y es que, no es justificación, pero creció creyendo que no le daban.

Entender que a veces el abandono es un acto de amor no es un proceso simple porque va en contra de todas las creencias que este mundo ha desarrollado.

Que todos los seres de luz la cuiden. Yo en *mood* de recibir y tomo de mi familia. Ese aprendizaje me queda hoy.

13 de abril, 2014, 10:12:59am

Paradójico y doloroso extrañar más a mi madre cuando estoy con ella que cuando no lo estoy. El irse de poco en poco y olvidando, a mí, me da miedo. Ella sí que está atrapada en el "aquí y el ahora", totalmente atrapada. La gran trampa del aquí y ahora significa que el ayer es la base y el futuro es sólo ilusión y proyección. No me quedo atrapada en las malas interpretaciones de ese concepto hoy tan comercial y tan útil cuando se entiende.

17 de abril, 2014, 8:14:13am

Mi madre se pone mis playeras; yo no le digo nada. Después de un rato, ella dice "Yo creo que aquí he comido mucho, ya me aprieta la blusa". Ahí le digo que no, que está bien, que se puso mi blusa y, entonces, podemos reírnos.

Esperar el momento para decir las cosas o no decirlas. Esperar a que la vida fluya a su ritmo, sobre todo, cuando apresurarla podría hacer sentir mal a alguien.

Aprendizaje a cada momento si estoy abierta. No es fácil; a veces, simplemente, no puedo; a veces, simplemente, sí puedo.

21 de abril, 2014, 9:23:11am

En la memoria, no sólo se guardan los recuerdos; también, ahí, se alojan la ilusión y los planes; al olvidarlos de poco a poco, lo que queda es ir sobreviviendo sólo el instante. Me queda respetar el instante.

1 de mayo, 2014, 10:42:22am

Una daga en el esternón, en el centro: así siento al ver el vuelo de la mente de mi madre, al ver tan cerca lo que sigue y ver que, de alguna forma, sí sufre; aun cuando lo olvide, en el momento, sí padece el dolor que le causa lo que su mente crea. Hoy vivo con una daga en el centro y me distrae, me drena energía y paz. Toca ir al centro y dejar estar lo que hay sin exigencia. Hoy no quiero sacar ningún par de ases de esos que solucionan (no lo encuentro en mis cartas, se me perdieron algunas); hoy sólo me quedo en el centro.

12 de mayo, 2014, 7:07:38am

Hay miles de formas en las que honramos a nuestros padres y una de ellas es dejarlos vivir como ellos puedan vivir. Hoy mi madre no tiene claras muchas cosas, pero sí una que es importante, vivir en una casa que a ella le guste es, tal vez, una última decisión importante. Tal vez es una voluntad que está llena de energía. Y no importa lo que a mí me parezca, creo que hoy hay que honrarla; tiene que ver con dejar que ella decida y ejecute y apoyar eso que le hará sentir bien, aunque sea por un breve instante (no sin antes pasar yo por enojo, tristeza, alegría, impotencia y de todo). Veo su divinidad. Confió en su divinidad y suelto mi gran fantasía de "controlar".

22 de mayo, 2014, 7:30:46am

"Me siento muy triste por la soledad y eso me hace enojar; me da mucho miedo que me abandonen". Ésta es su herida más abierta, vieja y profunda. Esto es lo que me dice, después de un ejercicio con mi madre. Curiosamente, refleja parte de lo que a mí me pasa con ella. La mirada del otro.

Crecemos en el contacto. Gracias.

26 de mayo, 2014, 10:20:18am

Yo me doy cuenta, me doy cuenta de que ando en el atore, en la resistencia. Me pregunto, "¿cuándo me regresan mi vida? ¡La de antes! ¡Ah!, pues, ¿quién se la llevó?" ¡Ups!

Y, entonces, observo que me respondo: "cuando pase esto o lo otro"; y no, la vida de antes ya no es; cambió drásticamente y toca reinventar o quedarme atorada en la resistencia. Se vale un rato, pero ya, a darle, porque se hace tarde.

30 de mayo, 2014, 9:00:13am

Mirada fuerte, cuerpo para adelante, voz firme y mente volátil; así es mi madre. Sus posibles reacciones me dan miedo, siempre me ha pasado; hoy me puedo anticipar, no lo aquieto, pero sí lo manejo.

Olvida lo que ve. ¿Puedo tomar decisiones por ella? Sí, y lo quiero hacer porque que yo no olvido lo que ella quiere, lo que ella desea, lo que ella busca, lo que ella anhela. Toca seguir hasta encontrar para ella. Estoy haciendo una maestría en eso tan ajeno a mí: la paciencia.

3 de junio, 2014, 7:32:22am

Yo digo que hasta, en el lavar los trastes, se despliega la personalidad. Yo remojo mi charola en la que hice mi "sol de nutela", que está lleno de caramelo pegado; la dejo ahí por horas y, en la noche, con toda calma y suavidad, le quito lo que quedó. ¿Mi madre? La estoy escuchando que está tallando y rayando con un cuchillo para dejar limpio el recipiente ahora mismo. Ya me la rayó la madre... jajajajaja. No le voy a decir nada. Le daré las gracias por lavarla... ommmmmmm, jajajaja.

9 de junio, 2014, 8:34:27am

Huecos en el cerebro; así visualiza mi amnésica madre su cerebro; ella vio las imágenes, leyó la interpretación del radiólogo; y así, ella ve huecos en el cerebro; ¿será metáfora? Metáfora de los huecos en el amor, en la protección, en la contención... huecos del alma, perforaciones de infancia, de adolescencia, de vida misma; y hoy, un hueco amplio en el sentido de vida.

11 de junio, 2014, 9:21:31pm

N: "Abuela, ya no puedes vivir sola. Dice el doctor que tienes *mentitis*".

A: "¿Meningitis? ¿Tengo meningitis?"

N: "¡Ah!, no sé; eso sí no sé. ¿Mamá, la meningitis da *mentitis*? Es que tú tienes algo en la mente: así, nada más, *mentitis*."

A veces, las conversaciones entre ellas dos me matan de risa. Lo chusco que pudiera ser trágico con respecto de la enfermedad de mi madre.

25 de junio, 2014, 8:24:32pm

Juegan a las escondidillas, Nyssa y mi mamá y, ¿qué crees?: después de un rato corto, a mi mamá se le olvida que está buscando a Nyssa o sale de su escondite olvidando el juego.

N: "¡Ah, no!, mi abuela no puede jugar este juego; hay que jugar otro."

Yo, por fortuna, sólo por este instante, puedo reír ante esto.

30 de junio, 2014, 9:56:12am

N: "He hablado con la abuela todas las noches antes de dormir y sí, está triste por no poder vivir sola, así como se ve en sus ojos; pero, también está feliz por poder vivir con nosotros. Están las dos cosas; lo que pasa es que, a veces, las personas sólo nos fijamos en lo malo y no podemos sentir lo bueno, por tontos..."

10 de julio, 2014, 9:22:02am

Aquí ando de día a día creyendo que me relaciono con mi madre; luego, creo que me relaciono con la amnesia; luego comprendo que, en realidad, es con mi lado impaciente y, al sentir esa sensación eléctrica que me recorre muy rápidamente el cuerpo, entra mi juicio que me dice, "Eres una impaciente". Checo mi juicio, lo veo de cerca y logro ser paciente conmigo misma, con la sensación en la que me estoy convirtiendo y ahí se suaviza y me doy cuenta de que, poco a poco, y de cuando en cuando, genero paciencia y compasión hacia mí, primero, y luego, hacia ella. Sólo por este instante...

22 de julio, 2014, 11:22:40am

Hoy mi madre puso la mesa, un vaso diferente en cada lugar; yo me doy cuenta, me doy cuenta de mi molestia y sé que el hecho es muy tonto y pequeño para mi nivel de molestia. ¡Ah!, me doy cuenta, claro: la molestia está en otro lado. La cosa es darse cuenta; bueno, más bien, la cosa es cuando no nos damos cuenta.

14 de abril, 2014, 2:31:54pm

N: "¿La abuela se acuerda del amor que le damos?"
Y: "No siempre, pero es un hecho que lo necesita y, al ella olvidarlo, nosotros desarrollamos poco a poco el don de dar sin esperar y, con eso, recibimos de nosotros mismos; también es un hecho que desarrollamos la habilidad de comunicarnos de alma a alma, más allá de este plano".
N: El amor, el verdadero...".
¡Gracias!
6 de septiembre, 2014, 8:06:01am

Agradezco los desplantes de mi madre porque me hacen trabajar en la importancia personal: no *me* los hace; no los hace para *mí*. Soy el centro del universo, sí, pero no el único centro.

8 de septiembre, 2014, 10:07:30pm

Entre las heridas atoradas de mi madre, la principal es la del abandono y exclusión y, ahora con su amnesia, no importa cuántas veces le haya dicho que este fin de semana no estaría, ella lo ha olvidado y revive su dolor de abandono. Todos los días compruebo con ella que lo que no aprendemos y superamos; la vida nos lo va a poner hasta que lo hagamos y, en este caso, pareciera que la negación a aprender hace que ella sea amnésica y así terminará sus días, interpretando abandono a cada acción de los otros que no tenga que ver con ella. La importancia personal...

20 de septiembre, 2014, 8:11:31am

La enfermedad mental es difícil de llevar. Yo he aprendido que la relación con alguien enfermo puede hacerme una mejor persona; a veces, desde el amor y la compasión y, a veces, desde la desesperación y la tristeza. Los que la padecen viven dolorosos procesos de exclusión debido a la ignorancia del otro que, dicho sea de paso, no tiene la obligación de saber sobre ello. En el día mundial de la enfermedad mental, no puedo dejar de manifestarme y dejar esto por aquí. En mi corazón, están todos aquellos, todos ustedes y toda yo. ¿Quién decide quién y cuándo está "enfermo" y quién no lo está?...

10 de octubre, 2014, 7:41:14am

Memoria perdida: algunas sensaciones también las tiene perdidas porque las olvida poco después de ser sentidas; pero lo que ahora mismo le pasa y siente es real, aunque lo olvide; su dignidad grita porque se ve vulnerada y me pide con voz quebrada y lágrimas apenas perceptibles "Si lo que te platico no pasó y no existió, no me digas que no es cierto; de cualquier forma, lo voy a olvidar, así que déjame con la mentira porque es mi verdad, y tener presente mi enfermedad es muy duro porque me doy cuenta de lo difícil e injusto que es para ti".

16 de octubre, 2014, 7:02:33am

Mi madre recibe poco; creo que está muy habituada a recibir de esta familia que hoy es la suya pero que, al mismo tiempo, para ella no es. No me sorprende y, de alguna forma, lo entiendo; pero hay algo que hace una diferencia y en la que parece recibir; se supone que odia a los perros y las dos que están aquí, cada vez van siendo más de ella; y mi mamá lo siente y todos los días, a muchas horas del día, me dice, "ellas saben que estoy enferma y se han hecho muy *cuáchalas* mías». Y mi Zoey, negra y muy peluda, ahora es muy desobediente y cree que vive dentro de la casa en forma permanente; yo la he dejado con todo y los pelos porque es *cuáchala* de mi mamá; ambas intercambian un dar y recibir muy digno. Por acá estamos creciendo mucho.

10 de noviembre, 2014, 6:30:50am

Dice mi madre en un momento muy lúcido: "Mi papá decía que esas cosas que han estado sucediendo en el país son para distraernos de las cosas horribles y robos que hace el gobierno, pero la verdad es que ya no sé, bien a bien, de qué me distraen y cuál es el distractor: si que vendan al país y nos distraigan de los 43 o, al revés, o el fut o la casa nueva de la Gaviota o el viaje del presidente y la puerta quemada... ya no entiendo nada: ha de ser mi enfermedad".

"¡Ah!, pues, yo también estoy enferma, estoy igual.

15 de noviembre, 2014, 9:31:38pm

Pregunta mi madre: "¿Cómo calmaron lo de los estudiantes desaparecidos?" Hay cosas que, ni a ella, se le olvidan. Yo le digo que no creo que esté calmado, que tal vez sólo esté en silencio creciendo desde muy dentro del corazón de esos padres porque las ausencias, con el tiempo, se hacen más crudas.

4 de enero, 2015, 8:48:53am

No importa cuánto le demos a mi madre, ella está entrenada para no recibir. Triste para ella porque, de cualquier forma, aquí nos entrenamos a diario para dar. Su alma recibe, estoy segura. Su cuerpo es una frontera alta, electrificada, gruesa e impenetrable, pero su alma es una esponja. He dicho.

7 de enero, 2015, 8:35:49pm

"Yo sólo quiero un lugar en donde pueda participar, así como estoy" (¿quién, no?). Palabras de mi madre en un momento donde ella, desde su conciencia, decide que necesita estar en una casa de retiro especializada. Sabiduría organísmica. Es imperante hacer caso a ello.

30 de enero, 2015, 7:03:10am

Yo creo que la enfermedad mental, en donde el individuo hace una disociación de su persona, tiene que ver con la posibilidad de cambiar quién se es: cambiar la historia personal, cambiarse de entorno; tiene que ver con ser otro. Estoy segura de que es un ajuste que hace que la persona sobreviva a una historia (real o no) de mucha decepción, insatisfacción, dolor y falta de aceptación por parte del entorno.

30 de enero, 2015 7:26:12am

Mi madre no recuerda qué comió, en dónde estuvo y demás; olvida la experiencia y yo insisto en hacer la comida que le gusta, llevarla a ver arte, comprarle un pastelito a mitad de la mañana y, luego, me topo con una pared cuando me dice que hace años que no come frijol con puerco o "manchamantel" etc. No importa; es mío; el amor que doy es mío.

Con esto he pensado en la relación entre la memoria, la satisfacción, el agradecimiento y la abundancia y me quedo con el ejercicio de recordar lo que hay, lo que es, lo que sí tengo; siento esa satisfacción de estar llena; agradezco las experiencias anteriores y la que tengo ahora en el agradecer y, sin duda alguna, entro en el espectro de la abundancia en automático.

Gracias, gracias, gracias por la memoria y mis posibilidades de este instante.

6 de febrero, 2015, 7:18:20am

"Mis neuronas se atrevieron a hacer una gran batalla ahí adentro; las pérdidas son irreparables". Eso dijo mi madre ayer. No dejo de pensar en lo que ella no se atrevió, en las batallas que ella no quiso pelear, en esas en las que tenía que levantarse en armas para hacerse totalmente responsable y prefirió aventarle la pelota a otro. Y hoy vuelve a lograrlo: se despersonaliza, no se hace responsable: "No sé quién soy y no respondo". Así, nuestro cuerpo se manifiesta actuando los anhelos no vividos, las luchas no enfrentadas.

Yo me encuentro a diario en la lucha del ¿para qué? Y, a diario, encuentro razones completamente envueltas con el corazón.

17 de febrero, 2015, 6:47:53am

Así es, por momentos, así es. Yo le digo a mi madre que, cuando me olvide, me haré su amiga cada vez que vaya a verla y escucharé la nueva historia que hoy quiera hacer de su vida. Y no oculto mi anhelo de que se invente una bella y amorosa historia que sane la actual. Por eso, ella va olvidando, para crearse un nuevo yo.

26 de febrero, 2015, 12:00:08pm

A mi madre le quedan dos amigas, sólo dos; y, últimamente, parece que ahora es solamente una porque, en la enfermedad, su mente alucina pleitos y conflictos con las personas; la amiga que aún tiene le habla seguido para invitarla a comer y, seguido, mi madre dice que no de mala forma. Ella siempre insiste; a veces, lo logra; su amiga no se siente ofendida porque comprende; insiste y lo logra. Así es la vida, el "no" casi siempre está por ahí boicoteando, probando nuestro interés, nuestro amor. A veces, hay que insistir; es de fuertes; es de valientes, de seguros, de maduros; es de amar. El amor es de quien lo da.

11 de marzo, 2015, 6:39:28am

Buscando lugares (casas de asistencia) para mi madre; N, con nosotros.
> N: "¡Ay, no, no, no, no, no, no!". Este lugar, no; ¡mira!, se está comiendo una servilleta; no, Ma, este lugar, no.

Lo más difícil que he vivido en mi vida es tener a N en mis brazos creyendo que se moría y, luego, este proceso de aceptar la enfermedad de mi madre (porque está entera en todo su cuerpo, y muy joven). Esta semana, la tarea ha sido quitar la idea de "joven" y ver sólo el problema, sólo el problema. Verla como si tuviera 99 años. Me es difícil. Así cómo dice N: "¡Ay, no, no, no, no...!". Este lugar, no.

14 de marzo, 2015, 6:10:46pm

"Mamá, ¿en qué piensas?". Mi madre se acordó de eso ayer, de que, de niña, yo la atosigaba con esa pregunta y que ella cada vez se decía, "¡Ay!, ya me volví a ir". Ella ha elegido caminos difíciles; parecieran tristes desde este lado y pareciera que no ha sido feliz; sin embargo, tampoco es borracha ni adicta a otra cosa, ni consumidora de hombres (esto hubiera sido un tanto divertido) ni otras cosas que pudieran compensar la tristeza; bueno, ella olvida. Ha sido íntegra y buen puerto cuando más he necesitado anclar mi corazón y accionar. Así que me quedo con su regresar cada vez que yo le pregunte: "Mamá, ¿en qué piensas?".

26 de marzo, 2015, 6:56:40am

He aprendido sobre el tiempo; no el mío; no el tuyo; el de la perfección, el del momento perfecto. Cuando buscábamos departamento para mi madre, pasaron meses para encontrar algo con los requerimientos y las posibilidades económicas; esos meses pasaron para hacernos ver que no podría vivir sola; hoy, de nuevo en esa búsqueda de un lugar para ella, estamos igual, con requerimientos y posibilidades, pero, ahora, somos más sabios; ahora tenemos la certeza de que podemos ir despacio buscando, podemos ser cautelosos y estar libres de ansiedad porque no es mi tiempo ni el de ella, es el tiempo de la perfección para que todos estemos lo mejor posible. Mientras encontramos, así andamos por aquí, haciendo malabares emocionales para atravesar el dolor, internándome en él y adaptándome, observando a la otra mujer que vive aquí conmigo, mirándola, no como la enferma porque ella no es sólo enfermedad, es una mujer, igual que yo. Por acá, estamos viéndonos y adaptándonos con flexibilidad, facilitando los tiempos y espacios.

2 de abril, 2015, 9:46:55am

Hemos sido recibidos por acá en este jardín (y con masaje de parte mi madre incluido); ella ya olvidó que nos regaló ese toque, pero nosotros, no; y su alma lo sabe. Hay regalos en medio de cada situación: para mirar, es importante dejar de poner etiqueta bueno-malo (claridad para todos).

12 de abril, 2015, 11:52:10am

Yo reconozco el dolor que soy y no me deslindo de él; cuando veo en la carretera manejando a una mujer mucho mayor que mi madre de regreso de Acapulco con sus amigas, me duele; cuando mi amiga me dice que su mamá logró encontrar en el centro un libro que es para mí, me duele; cuando voy a la casa de la tercera edad y las mujeres están ahí conviviendo muertas de la risa, me duele; cuando a mi madre se le atoran las palabras, me duele; cuando se le olvida que llegué desde el día anterior, me duele; cuando mi convivencia con ella se tropieza, me duele; cuando veo a las señoras esmerándose en su arreglo personal, me duele; me duele porque mi madre se va, pero se queda y eso es terrible. Nombrar siempre libera. ¡Yo te nombro, Dolor!, y reconozco, también, mis avances al poder aquilatar lo que sale cuando me permito el dolor en mi andar.

14 de abril, 2015, 7:13:51am

"No es que sea malo, es que es ignorante; no tomó un libro ni por leer pornografía; es muy flojo, y la pereza lo ha detenido hasta para lo más simple; no es malo": un momento fluido de mucha coherencia y comprensión de mi madre.

15 de abril, 2015, 6:57:13am

Hoy es viernes: repaso mi semana y me pregunto por qué desperté desganada; entonces, encuentro que ayer, en una parte de mi vida, la de estar con mi madre, pasaron cosas nuevas que me asustaron; también, ayer, reí y disfruté un par de horas con dos ángeles a los que quiero en forma entrañable y para siempre; disfruté de preparar un platillo que mi marido quería y lo vi cenándoselo; disfruté al ayudar a N a hacer un regalito. Disfruto hoy de prepararme para recibir a la novia de mi *teen* para comer; disfruté de cada sesión con mis clientes: les regalé mi última cosecha de alcatraces; ahora, me apuro para disfrutar a mis amigas (también entrañables) que veré en un rato; recibo mensajes maravillosos por este medio. Sí, amanecí desganada, triste, sintiendo que la vida es injusta pero, al recordar, sólo puedo agradecer, y mi energía sube; hoy, sólo por este instante, siento que me como al mundo; denme el paso que voy a mi ritmo y voy.

17 de abril, 2015, 7:19:51am

El hombre tiene Alzheimer; toma las llaves del coche, se va manejando y, en su delirio, atropella a una mujer embarazada y a su esposo. La mujer muere; el bebé y el marido se salvan; el hombre llega al hospital donde recupera la memoria y sus habilidades cognitivas; descubren que no tiene Alzheimer, que con una cirugía mantendrá su cordura, memoria y su vida productiva y consciente; se entera del accidente que provocó y, ¿qué crees que decide? Decide no hacerse la operación porque no quiere vivir con la responsabilidad y la dolorosa idea de haber causado la muerte de la mujer; por lo tanto, no se hace la cirugía (todo esto se narra en un capítulo de *Grey's Anatomy*).

Así son las enfermedades mentales que despersonalizan y desresponsabilizan: "Yo no me hago cargo; no puedo con esta vida, con mi realidad; mejor me auto abandono".

19 de abril, 2015, 10:57:20am

Le he estado dando vueltas y vueltas a esto que siento que no puedo ni describir, (con respecto de mi madre). He llegado a la conclusión de que lo que siento cambia mi forma de estar en el mundo; ya nunca más me sentiré con respecto de ella como antes porque ahora soy huérfana de madre al tiempo que estoy llena de ella. Confuso, doloroso, resiliente: nombrarlo ofrece cierta claridad y optimismo.

28 de abril, 2015, 9:33:31am

Mi madre compró una plantita en el súper. Su tema de vida es, sin duda alguna, la falta de alegría.

N: "¿Para qué quieres la plantita, abuela?"
A: "Es que, ´mira´, ¡qué bonita! Sus colores me gustan; la quiero cuidar. Me gusta mucho."
N: "¡Ah!, te hace sentir alegre."
A: "No, sólo me gusta."
N: "Eso da alegría."
A: "No, a mí no."

En la noche, ya en la cama.

N: "Creo que yo ya sé que le pasa a la gente cuando deja de ser alegre: se les olvida que si hacen las cosas que les gustan van a tener alegría. Tal vez, hasta olviden qué cosas les gustan. Y eso que no todos están enfermos, como mi abuela."

4 de mayo, 2015, 6:18:53am

Ojos tristes, cuerpo delgado (tanto, que ya no le aprietan mis playeras y, entonces, cree que son de ella), energía apenas perceptible, cargando la creencia del desamor, de que nadie la quiere; no importa, mis ojos ven a la mujer, a quien se ha sostenido con sus propios pies por mucho tiempo (hoy también, aunque sea limitado); mis ojos también se entristecen, creo que porque me es imposible articular con el lenguaje lo que siento. Mis ojos observan a la mujer desde la mujer y mi ser toma de ella reconociendo que es la mejor madre que puedo tener; hoy, desde mi ser mujer, ya no quiero otra madre (confieso que, cuando era niña, sí).

9 de mayo, 2015, 7:43:25am

Cuando hablo a los asilos, siempre me preguntan si mi mamá es violenta.

Y, de alguna forma, sí, es agresiva; lo ha sido desde siempre; de hecho, es una forma en la que se relaciona; sin embargo, para que la violencia se desate, se necesita de otro agresivo que se enganche en esa energía, que esté en esa frecuencia; ya con dos, la agresión se vuelve violencia. Se requieren mínimo dos.

11 de mayo, 2015, 6:54:06am

Encontramos un lugar para mi mamá, un lugar donde pareciera que pudiera estar bien con la ventaja de poder visitarla todas las veces que yo quiera y poder llevarle lo que a ella le gusta. El miedo de equivocarme está presente (aunque también está presente la solución si es que me equivoco, como, por ejemplo, el acompañamiento de los más míos). Lo más presente es el dolor que me produce su enfermedad y el hecho de que, a pesar de que tenga los medios para estar y disfrutar, haya llegado a su edad sin las facultades para hacerlo. ¿Para qué? ¿Para qué?

20 de mayo, 2015, 6:48:48am

El amor es de quien lo da, lo poseemos o no independientemente del de enfrente.

Ayer mandé un *mail* al lugar al que mi mamá se irá. Avisé que estamos interesados; reenvié a mi marido el *mail* y me mandó su respuesta. Ayer, me llené de optimismo y de amor y esto, sin duda alguna, fue la cereza del pastel.

Recuerda, el amor es de quien lo da, habita al que lo ejerce: "tú sabes cuándo es el momento y está bien lo que decidas; lo que sí es que tu correo me hizo sentir mal; voy a extrañar a tu jefa".

Gracias. Gracias. Gracias.

21 de mayo, 2015, 2:58:04pm

El que mi madre olvide que soy su hija la deja a ella sin hija, pero no a mí, sin madre, aunque me sienta huérfana. Así se toca la locura con esta enfermedad. Es como si, diariamente, ella muriera y volviera a morir. Así lo siento; es comprensible para algunos (sin duda alguna); para otros, no (también, sin duda alguna).
25 de mayo, 2015, 7:04:50am

Ternura, eso es una sensación nueva que mi madre me provoca a últimas fechas, junto con la desesperación, el enojo y la tristeza que la situación causa. Esta sensación es nueva y tiene que ver con lo suave (que ella poco ha sido); tiene que ver con poderse compartir fácilmente (que ella poco fue: no fue fácil de compartirse); siento ternura al mismo tiempo que desesperación, desesperanza; es una extraña y novedosa combinación en mi cuerpo con respecto a ella. Es un regalo que mi madre me provoque esta suavidad con su andar. Aquí uno de los "¿para qué?" Ya respondido. Gracias.
30 de mayo, 2015, 8:29:56am

N: "¿Por qué no tengo una abuela normal?"
Y: "Cuando era niña me hice esa pregunta muchas veces. Hoy sé que es para que podamos tocar nuestro lado extraordinario de cuando en cuando."
31 de mayo, 2015, 10:12:36pm

Mi madre es una experta en irse, en huir; era un poco por aventura, un poco por "encontrarse"; ella no sabía el secreto de que, para eso, había que quedarse quieto. Ayer, finalmente, se quedó en su nueva casa, en un lugar donde la cuidarán. Duele hasta la médula dejarla ahí porque está enferma. Duele ver cómo, lejos de "encontrarse", hoy se va perdiendo más y más; tal vez encuentre aquí lo que siempre buscó: que se hagan cargo de ella, que la contengan y no la dejen irse porque, ahí donde está, no puede salir. Yo tengo una tormenta en mi corazón, pero sigo adelante porque esa misma tormenta trae consigo impulso; mi madre, con tanta tristeza encima, durante toda mi vida, me dotó de un gran impulso; por acá, me siento de la chingada pero, al mismo tiempo, bien, con energía, lista para desplegar. Como experta en manejo de proyectos de tecnología (lo hice por muchos años), considero la actividad de ayer como la implementación del sistema; un gran y delicado paso requiere de un seguimiento muy cercano, de observar de cerca cada interfase, de escuchar con atención lo que alrededor de esto sucede para hacer los ajustes necesarios. Tengo recursos, al tiempo que sensaciones y emociones, dentro de esta tormenta; lo que más tengo es fe: como en la película de *Little boy*, me aferro a la semilla de mostaza porque esto no ha terminado, es sólo una etapa diferente y requiero de fe en los otros, en el universo y en la perfección de cada evento. Ayer, mi *teen* estaba tranquilo; podría decir que, hasta contento; "¿qué te deja tranquilo?", le pregunté. "No me puedo dar el lujo de sentirme mal o intranquilo ante algo que seguramente es bueno, yo creo que es bueno."

Yo también creo que es bueno y es su momento.

1 de junio, 2015, 6:39:25am

En estos días, en esta familia, somos los de la lágrima rápida; sale el sol, pero es pálido; nos turnamos para expresar lo que terminamos diciendo sin voz porque nos ahogamos; se apagan las palabras; se contagian las lágrimas. Por acá, estamos aprendiendo a amar la ausencia y a apreciar el espacio vacío; vamos, poco en poco, confiando en el proceso del amor y en la esperanza que da el actuar con el corazón en las manos.

3 de junio, 2015, 6:35:14am

He ido a ver a mi madre dos veces esta semana y le he hablado por teléfono. En una de las llamadas, me dijo "Oye, ¿esto es para *saecula saeculorum*? ("por los siglos de los siglos", en latín)

Y: ¿Por qué lo preguntas, ma? ¿Qué te pasa?

M: Es que siento que este lugar está muy lejos...

No está lejos, pero ella no entiende bien de espacios y distancias; ahora, tampoco, de tiempo por lo que *saecula saeculorum* es siempre su estado; sin embargo, yo leo, interpreto desde toda una historia que ella ha tenido y me digo, "ella se siente lejos", y acudo a su llamado; la llevo a comer, aunque olvide lo que comió; la llevo al cine, aunque olvide la escena anterior y la película completa y olvide, incluso, que le llevé al cine; sin embargo, la llevo; de todos modos, la visito, aunque olvide que la visité y siga sintiendo que está lejos; lo hago porque eso que ella siente es algo de vida, algo que nació antes de que yo naciera; no lo puedo arreglar ni llenar pero siempre puedo acudir al llamado que clama su soledad. Sus amigas también acuden a su llamado, al mío. Gracias.

6 de junio, 2015, 7:53:49am

Hace 6 años, en una sesión de práctica, yo era la paciente y hablaba angustiada, llena de confusión sobre mi miedo a saber, a reconocer el momento en el que tendría que hacerme cargo de mi madre; durante esos 6 años, la vida fluyó: encontré la forma de estar presente aun cuando estaba en Tequisquiapan y la forma de acogerla este último año en casa mientras se daba lo necesario para que estuviera en un lugar; finalmente, ahora, he podido llevarla al lugar adecuado y he sido presencia en ella; sí, eso que me angustió tanto hace 6 años se fue desarrollando, y yo con ello. Hoy puedo voltear a observar mis miedos al futuro que salen de las fantasías catastróficas con la seguridad de que encontraré la forma; siempre la encuentro; y esa seguridad está aquí y ahora conmigo. Soy el encuentro.

9 de junio, 2015, 6:41:13am

Saliendo del cine con mis chamacos y mi madre; la película fue *Jurassic Park*,
Y: "¿Te gustó?"
M: "¡Uy!, esta película la he visto miles de veces...
11 de junio, 2015, 7:09:04pm

Mi madre es privilegiada: aun estando en la casa de retiro, tiene canonjías; sus amigas van a verla una vez a la semana y, si hacen alguna comida, la invitan; yo la visito una vez en su casa; le llevo comida que le gusta y postre y, dos veces por semana, la llevo a algún lado y la traigo a mi casa; mi hermano va una vez por semana por ella; eso es mucho, mucho más que la mayoría de los adultos mayores, aun viviendo en sus propias casas. Ella lo olvida y, en su gran consciencia de miseria y en su arraigada idea de abandono, me dice el viernes pasado: "qué raro que vengas"; no importa, seguiré yendo (con la aceptación del dolor que su deterioro me causa), no por obligación, sino porque quiero. Lo que ella quiere, no es posible, ella no puede vivir sola. No olvidemos

nuestras bendiciones, no olvidemos lo que tenemos y tomemos en cuenta lo que sí puede ser; no hay forma de estar satisfechos sin agradecer y contar las bendiciones que tenemos. Es un barril sin fondo: gracias, gracias, gracias por esta experiencia con mi madre; esta experiencia me habla de mis insatisfacciones y promueve mi crecimiento: yo seguiré yendo porque yo sí recuerdo (por lo menos, por este instante).
23 de junio, 2015, 6:38:34am

Ayer, fui a dejarle dinero a mi mamá a un restaurante; ella ya no maneja dinero. Sus amigas la recogieron en la casa. Cuando llegué, me vio y fue a darme un abrazo de los que no daba, largo, cercano, fuerte; pensé que ella iba a llorar; ella cree que hace mucho que no me ve: me dijo que N había crecido mucho (¡apenas la vio el viernes!); me duele que olvide porque ese abrazo es debido a que ha olvidado mi presencia; al mismo tiempo, agradezco ese abrazo. La tarde de ayer abracé mucho rato a N. Hay regalos en medio de cada situación, sea cual sea.
25 de junio, 2015, 6:36:22am

Ayer ya no pude regresar a mi mamá a su casa por la súper tormenta. Durmió aquí y, según ella, picó unas manzanas para desayunar.
- N: "Yo quiero manzanas, ¿me pones tantitas? ¡Ay, están horribles!"
- Y: "A ver... ¡Ah, son papas!" No paramos de reír...

27 de junio, 2015, 9:39:24am

En la casa donde vive mi madre, hay una mujer cuya actitud no invita a acercársele; dice mi mamá que se pelea con otra desde que está ahí (no me consta); la mujer tiene un gesto adusto; apenas y mueve la boca y no sonríe por nada en el mundo. Al principio, yo la saludaba; ella me veía y se volteaba; las siguientes semanas yo ya sólo notaba su presencia, pero ya no la saludaba; ayer, por ejemplo, no me acuerdo si estaba ahí o no. Eso pasa: las interacciones se co-construyen; son estímulos y respuestas. Eso pasa en la pareja; de repente, el marido trae una corbata nueva que la esposa no puede distinguir si estaba en el clóset o no; de repente, la esposa tiene un color de cabello nuevo que él no sabe bien a bien si el color es otro, o no. De repente (así pareciera algo largamente construido), ya no se notan. Por todo esto, es importante recordar siempre que la curiosidad y la novedad son *muy* importantes en las relaciones.

28 de junio, 2015, 9:38:47am

Hice este *collage* para mi mamá, es una idea concebida no para que recuerde (eso no es posible: las imágenes ya no están registradas en su mente, por lo que no puede recordar), pero sí es para que, cuando lo vea, por ese breve instante, se dé cuenta de lo que ha hecho este último mes. Se lo pegué en su cuarto.

Lo comparto por si a alguien le sirve con algún familiar que esté en una situación similar a la de mi madre.

Gracias a quienes lo hicieron posible: Evita, Sonia, Mercedes, Juan Carlos.

29 de junio, 2015, 1:09:27pm

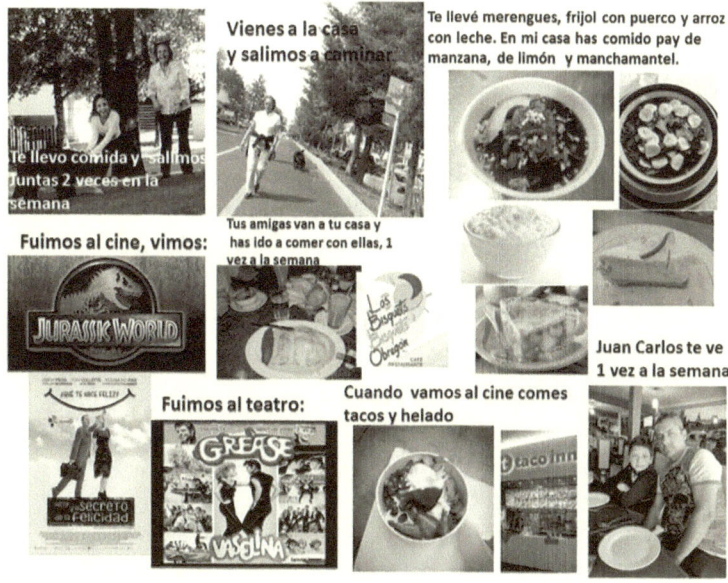

Y: "Es triste que tu abuela tenga que estar en ese lugar donde no elige nada, ni siquiera la comida. Es como estar en una cárcel."

A: "Ma, no elige ya nada porque la cárcel es ella misma."

De los 12 a los 18 años, el ser humano desarrolla el pensamiento abstracto; este *teen* mío ya lo hace muy bien.

2 de julio, 2015, 8:41:25am

Lo dulce, el postre, lo que va después de haberse nutrido, lo que abraza muchas veces el alma de los que les falta dulzura en la vida; mi madre ama los postres y sé que ahora, en donde se encuentra, sus postres nos son tan dulces como los nuestros. La abastezco de ellos; procuro siempre que, cuando está conmigo, los coma y que sean muy dulces porque, como dice ella, "los postres son dulces, no hay que escatimar con el azúcar".

El postre de ayer quiere compensar la dulzura que hoy falta en su vida.
6 de julio, 2015, 10:56:38am

La herida de no tener un lugar, de no ser "parte de", de ser excluida del clan marca el alma y cuando no se ha significado, cuando no se ha creado una historia que acomode y dé lugar, la persona va por la vida excluyéndose a sí misma, sin tomar su lugar en el mundo.
8 de julio, 2015, 8:22:45am

Esta tarde, con mi madre:
M: "¿Dónde está Amaury?"
Y: "Se fue a Las Vegas"
Minutos después:
M: "¿Dónde está Amaury?"
Y: "Se fue a Las Vegas" (como 4 veces).
Minutos después:
M: "¿Dónde está Amaury?"
Y: "Ahí anda en el país vecino".
M: "¿Con los vecinos? ¡Ah!, no sé por qué tenía la idea de que estaba en Las Vegas..." 😅🫣😃🙀
16 de julio, 2015, 7:14:49pm

Me voy checando, voy revisando mis emociones ante lo enferma que está mi madre, ante su sorpresa al verme cada vez que voy (como si hubiera sido mucho tiempo que no me viera); tristeza, mucha tristeza es lo que me queda cada vez que la veo, así como remordimiento cuando no la veo; impotencia, la impotencia es lo que más me invade con respecto de ella y, sorpresivamente,

un sentirme profundamente amada cuando se asombra de verme por la casa donde se encuentra y me abraza al saludarme. A veces, pareciera que los momentos con ella no son reales, pareciera una película de ficción; no termino de adueñarme de esta experiencia y, por ahora, así es mi existencia en ese tema. Por otro lado, siento felicidad, satisfacción, orgullo, responsabilidad; tengo hoy a dos bellos durmientes en sus camas (completamente nuevo para mí a estas horas); están seguros, son sanos y están creciendo; ya les preparé un desayuno; tengo un hombre junto a mí que responsablemente acude a su trabajo y 2 perras que me acompañan; por este instante, también, ésta es mi existencia; por este instante, también estoy feliz.
21 de julio, 2015, 9:33:34am

Pastel de queso: ella haciéndolo con mi teen.
M: "¿Le vas a poner ralladura de naranja?"
Y: "No, Ma; es el pastel de queso".
M: "¡Ah, qué rico! ¿Qué sabor le vas a poner?"
Y: "Es el pastel de queso."
M: "¡Ah, qué rico!"
Y así, algunas preguntas por el estilo.
M: "Hay algo en el horno."
Y: "Sí, el pastel de queso."
M: "¡Ah, qué rico!"
Ella lo sacó del horno. Lo acomodó en la mesa.
M: "¡Ah, qué rico: hiciste pastel de queso!"
Y: "Tú lo hiciste. Mira la foto".
M: "¡Ah!, ¿ahorita lo hice?"
Y: "Sí."
M: "¡Ah!, qué rico..."
24 de julio, 2015, 2:56:29pm

Ayer no tenía planeado ir con mi madre; me llamaron de la librería que ya tenían mi libro y su casa está muy cerca de ahí. N y yo habíamos comprado 6 macarrones franceses, 3 para cada quien.

Y: "¿Y si, antes de ir por el libro, vamos por tu abuela y que nos acompañe a la librería?" Separamos 2 macarrones para cada quien.
N: "No, Ma, tú, 3 y la abuela, 3."
Y: "No; Nyssa, no es necesario ese sacrificio, 2 cada quien es justo. Aprende a que tú también cuentas."

Estuvimos con ella como 3 horas.
De regreso, en el carro:

Y: "Qué bien me siento de este día; le dimos macarrones a la abuela, llevamos galletas a sus enfermeras, pintamos con ella, le enseñé posiciones de yoga e hizo como 70 abdominales. No sé cómo le hemos hecho para sacar de algo tan malo, como la enfermedad de mi abuela, cosas tan buenas, ¿cómo será eso?"
Y: "Es una habilidad que, a veces, desplegamos; hoy lo hicimos."
N: "Sí, la enfermedad de mi abuela, también, tiene cosas buenas. Hemos aprendido mucho. Leí su diario, mamá; sí te quiere (cuando mi madre estaba en mi casa, siempre que podía, le decía a N. que yo le hacía cosas feas. N pensaba que mi mamá ya no me quería).

Hace ya algunos muchos días que no lloraba por su causa; ayer nos conmovimos mucho. Fue un buen día.

7 de agosto, 2015 ,8:05:12am

Día madre-hija. ¡Hoy soy hija! Yo me lleno de la manera en la que ella ha amado y apapachado a mis hijos: ellos, a ella; ella, a mí; y yo, a ella. Hoy no me dejó de preguntar por "los niños". Ensalada, crepa, helado, compras para tejer y bordar, y una larga caminata por el parque. Íbamos juntas y conectadas. Alma expandida.
10 de abril, 2015, 5:57:12pm

Ayer fui por mi madre para comer e ir al cine. El lunes pasado compramos estambre para que tejiera; la tarea era una bufanda. Le pregunté: "¿has tejido?, ¿cómo vas?"
M: "¿Tejido?, ¿cómo?"
Y: "Sí, compramos un estambre café para una bufanda."
M: "¡Ah, sí, pero van varias veces que lo deshago porque me queda muy grande!."
Para suavizar, le pido que me haga una cobija, que teja cuadritos de 20x20 y, luego, los uniremos. Así pego pedazos de vida con ella que me sirven más a mí que a ella: es lo mismo a lo que intento que hagamos con su collage, que entienda que no está sola, aunque no recuerde que le hemos acompañado. 😊

Es terrible entender que ese proceso del tejido es el de su vida: tiene la voluntad de hacer pero, en cuanto comienza, olvida la meta, el objetivo, da pasos a ciegas y se topa con el vacío, con el ya no saber el qué, el cómo, el hacia dónde ni el con quién. Supongo que, a cada intento, muere un poco más su voluntad. Y así día tras día...
14 de agosto, 2015, 9:17:25am

Mi madre teje 2 vueltas, una de derecho y otra de revés; en el camino, se le mezclan las puntadas; al final de esas vueltas, deshace tres.

Con todo y eso sigue cumpliendo años: hoy son 68. Con ella he aprendido a decir, "que el instante suceda".

Celebraremos a la familia en agosto: chiles en nogada y arroz con leche.

¡Gracias por la vida, madre!

16 de agosto, 2015, 10:50:12am

El fin de semana, mi cuñada me comentó que le había enseñado una foto a mi mamá donde estaba yo (de las que tomo con ella) y que no me había reconocido.

Me tomó por sorpresa; me entristeció la noche y, de pronto, recordé una sesión de terapia donde yo hablaba de mi continuo asombro porque mi madre no me hablaba por teléfono cuando ella vivía en Tequisquiapan. En esa sesión, llegué a la conclusión de que no lo hacía porque no tenía la necesidad: su necesidad de mí estaba cubierta por mi constante y consistente presencia en su vida; pude, entonces, entender que, tal vez, bajo ese criterio, el que me olvide está correcto, porque soy vida y presencia integrada en ella; no requiere recordarme. Estoy satisfecha. Es una forma amorosa y nutricia de significar su olvido. La terapia sirve para eso, para entender los procesos, el "cómo" más que el "qué" y poder poner esa aceptación y comprensión en nuestro andar en la vida después del descubrimiento en la terapia.

19 de agosto, 2015, 8:32:04am

Me observo: voy reconociendo en mi sentir como, a veces, me atrapan el enojo, el berrinche y la rabieta de mi niña interior que se queda atrapada intentando que mi madre reconozca lo que hacemos por ella. La importancia personal me atrapa, al igual que el ego y lo que me enseñaron por años en la escuela. ¿Cómo es posible que ella no vea, que no nos vea? Sí, así es y mejor atravieso el enojo y, en silencio, yo veo, me veo, veo y miro, asimilo que no importa qué tanto me den mientras mi vacío, aparte de ser vacío, tenga huecos o agujeros en el alma ("Cuento Millones de Agujeros en el Alma", dice Silvio Rodríguez).

Si es una jaula, no importa que tan bella sea; la mente de mi madre lo es: no hay forma de liberarla; su liberación llegará en algún momento; haga lo que yo haga, ella está presa y, también, ella es la cárcel; su liberación no está en mis manos. Y mi niña interior se enoja como siempre se ha enojado con eso porque esta historia es muy larga, mucho muy larga. Voy atravesando el enojo mientras voy viendo y estoy mirándome.

21 de agosto, 2015, 9:50:23am

- Y: "¿Y qué tal la viejita que está ahora acompañándote en tu cuarto?"
- M: "¿Viejita? Es una decrépita: apenas y se le escucha la voz y habla como loca; no se calla para nada; como no la escucho, entonces, sólo le hago los mismos gestos que me hace ella."
- Y: "¿Y cuál es la historia de la viejita?"
- M: "¿Qué viejita?"
- Y: "La que está contigo en tu cuarto, de la que estamos platicando."
- M: "¿Hay una viejita en mi cuarto?"
- Y: "Sí, la decrépita".
- M: ¡Ah, sí! Apenas y se le escucha la voz…

Y así... El caso es que no me entero de las historias-biografías-chismes de nadie ahí con mi madre. Mejor hacemos caminata perruna.
27 de agosto, 2015, 10:01:58pm

"Este libro está hermoso; sería buena opción para tu mamá", me dijeron mis amigas; lo vi y me pareció caro para el objetivo a cumplir; pensé en, mejor, llevarle algo más simple con mándalas.

Un día, fuimos mi madre, N y yo a la librería; buscando los libros de mándalas, nos encontramos, de nuevo, con el libro mencionado arriba; resultó que mi madre sí lo quería; le enseñé otros, pero no, ella quiere el bonito; "sí, busca el bonito". Ese día, pintamos en su casa; no terminamos porque no nos dio tiempo; le dejé colores e indicaciones para que ella siguiera. No hizo más; no avanzó más. Cada vez que la veía, me decía que no tenía colores; entre las cosas que hace por miedo es esconder: esconde todo lo que considera que le pueden robar y, en el esconder, olvida lo que tiene; se pierde en la búsqueda y se pierde del disfrute. Entrar a buscarlos y dejárselos a la vista es un juego de nunca acabar porque los volverá a esconder (así es esa enfermedad: es la locura tal cual). Ayer saqué el libro de su casa: acá, en mi casa, lo voy a dejar para que, cuando venga, lo hagamos juntas. La primera página la hicimos N y yo y la segunda, ella. Mi madre está enferma y, en su iluminar, se nota.

¿Cuánto hermoso deseamos y queremos y nos boicoteamos?

¿Cuánto potencial escondemos por miedo y nos perdemos a nosotros mismos en ello intentando encontrarlo?

Just do it.
31 de agosto, 2015, 6:48:11am

¿Quién cuida al que cuida? ¿Es posible que el cuidador pueda hacerlo solo? No. Alguien que cuida necesita ser cuidado por otro cuidador. A mí me cuida la compañía de los guardianes verdes; me cuidan los pasos y el latir de mi corazón en el camino amarillo; me cuidan los libros; me cuidan mi espacio de encuentro, mi escuela y, sin duda alguna, lo que me cobija, levanta y sostiene es el diálogo, a veces profundo, a veces superficial y siempre íntimo; sin ése, estoy en el olvido y descuido total; sin ése, me diluyo.

¿Cómo se construye lo que te cuida?
9 de septiembre, 2015, 6:43:18am

Con mi madre, el café y el postre tienen un sabor amargo, aunque endulzado con la ternura que me produce algunas veces su olvido.
Comió, de postre, paletas Minimagnum (sólo ella comió).
M: "¡Ay!, cada vez hacen más chiquitas estas paletas."
Y: "No, ma, son del tamaño mini."
Se comió 3; quedaron las envolturas a la vista:
M: "¡Ay, pero qué chiquitas hacen las paletas!, ¿te alcanzan para que me coma más de una? N ya se comió dos."
Y: "Sí, todas son para ti. Ya te comiste tres."
M: "¡Ay, pero cada vez las hacen más chiquitas!"
Se llevó una comiendo en el camino a su casa. 😊
10 de septiembre, 2015, 6:36:21pm

De camino, de regreso a dejar a mi madre:

M: "¿Cómo llegué a tu casa?"

Y: "Yo vine por ti."

M: "¡Ah!, se te va a multiplicar, se te va a multiplicar porque podrías no hacerlo; yo, de cualquier forma, no recuerdo; podrías no venir y, por ahora, estoy segura de que vienes mucho" (se ríe).

Y: "No, ma, no venir no es opción para mí; no está en mi inventario".

M: "Podrías no venir; se te va a multiplicar, la gasolina, el tiempo, pues, gracias".

10 de septiembre, 2015, 6:39:34pm

Me quedo conmovida, muy movida porque esa mujer que me envía deseos de abundancia y agradece es una nueva mujer para mí; hubo poco de eso (agradecimiento) en la vida de mi madre; hoy sale esa parte de ella que me remueve las entrañas y me hace cuestionar la naturaleza de mis actos (el agradecimiento); veo que, efectivamente, el no ir no está en mi inventario y, a veces, el ir está desde mi autoexigencia; a veces, desde mi compasión; a veces, desde el deber y, a veces, desde las ganas. Pasa que mi naturaleza es diversa: a veces es sabia; a veces, con oportunidades de desarrollo. Me quedo aceptando mi naturaleza y recibiendo esta nueva forma de mi madre con su deseo de abundancia para mí.

Extiendo esos deseos para ti también.

11 de septiembre, 2015, 8:15:03am

Yo creo que no hay forma de prepararnos para enfrentar la muerte de un ser querido, menos de enfrentar la muerte que llega antes de morir (así es el título de un libro sobre Alzheimer, Morir antes de morir). Y, entonces, resulta difícil enfrentar la muerte que llega finalmente al que ha muerto antes de morir. ¿Por qué? Porque, seguramente, hay que lidiar con la mezcla entre el alivio y el dolor que se manifiestan al mismo tiempo por la misma razón. Es como un parto; como cuando se da vida.

13 de septiembre, 2015, 11:47:42am

Un día llevé a mi madre a comprar tela propia para bordar un mantel; compramos hilo amarillo chillón y agujas. Era parte de su terapia ocupacional ahí en su casa; muchas de las veces que fui me dijo que le habían robado su hilo y la aguja; las encontré esas muchas veces y se las di; finalmente, un día que llegué por ella, salió con la tela en la mano y me dijo: "me encontré este mantel por aquí; yo ya nunca tendré una mesa ni una casa; quédatelo tú".

Hoy, después de como un mes y medio, lo saqué y lo puse; no hay color en este mantel; ella era la encargada de adornarlo y no pudo: se quedó sin mesa, con una casa que habita alguien más y un mantel en blanco con la intención de nombrarla, de nombrar sus iniciales que se desdibujaran al lavarlo, así como ella.

Yo adorno mi mantel con las flores que recibí como un amoroso regalo dado con la intención de suavizar lo que estaba viviendo ("¡Gracias!"); las recibí pocos días después de que mi mamá se fuera a su nueva casa en la que ni la mesa ni el mantel le pertenecen.

14 de septiembre, 2015, 4:37:48pm

Mi madre es valiente: en algún momento de su vida entendió que tendría que seguir por sí misma el camino, que no habría quién le diera soporte; salió adelante: conservó su techo y su pequeña pensión. En ese largo camino, perdió su salud poco a poco; desde muy joven, comenzó a despedazarse; conservó esos 2 rubros que le permitirían ser, de alguna forma, independiente; sigue siendo valiente; vive en un lugar-espacio-tiempo-dimensión en el que no sabe si hay 1 o 2 camas en su cuarto, no sabe qué comió o qué desayunó, no sabe que hay un jardín con una sombrilla en el que se ha sentado algunas veces. En su diario, dice que lucha con el encierro de estar ahí; en realidad, lucha con el haber olvidado cuántas veces salió en la semana, con quién estuvo y a dónde fue. Desde algún lugar, vivir así es seguir siendo valiente. Es impresionante cómo nos vamos construyendo una "realidad" que hasta nos enferma. Hoy voy por ella y comerá uno de sus platillos favoritos. Lo hace seguido pero, para ella, hace mucho que no come "manchamantel", el de mi familia...

19 de septiembre, 2015, 1:00:14pm

"Éste no es mi lugar; mi lugar es más grande, ¿segura que me toca quedarme aquí?"

Así desconoció mi madre su "lugar" el sábado pasado que la llevé a su casa y el lunes que mi hermano la llevó; con una notada angustia, a ambos nos pidió que no nos fuéramos hasta que le abrieran la puerta. "No te preocupes, ma, no estás sola, venimos juntas"; ella contestó: "sí, así si nos perdemos, nos perdemos juntas". Pensé, "No, yo no me quiero perder contigo"; al salir el enfermero, lo reconoció y entró a su casa. No sé si, al llegar a su cuarto, se sentó reconociendo o no su espacio; yo, mientras, me quedé con miedo y revisando su "Éste no es mi lugar; mi lugar es más grande"; pasa que, a lo largo de su vida, vivió en muchas casas: ninguna fue su lugar; tal vez, la última, en Tequisquiapan, lo fue; finalmente, tuvo que salir después de que una mañana no entendiera en dónde se encontraba; no sabía que ése era su lugar.

Me provoca ansiedad lo que sigue con mi madre; al mismo tiempo, entiendo que nunca ha encontrado su lugar porque el que le fue quitado ya no puede ser devuelto, el lugar de dónde fue desplazada ya no existe. Seguirá sin encontrar su lugar mientras tenga un rayo de consciencia porque esa herida de no pertenecer y no ocupar su espacio no fue asimilada, le daba poder y justificación para no acercarse. Seguramente, cuando pierda toda consciencia, su alma encontrará ese lugar más grande que tanto ha anhelado en su vida. Ese lugar causante de las veces que ha huido esperando el encontrarlo. Irónicamente, en su casa en Tequisquiapan, tenía un cuadro que decía: "Tengo decidido que siempre me gustará mi casa".

24 de septiembre, 2015, 9:06:02am

En la farmacia: medicina 1 y 2 para la presión, medicina para los tejidos, para la depresión (no sirve), para la psicosis (bendita), para la memoria (que ni sirve y está cara).

Nos llevamos un periódico que tiene un reportaje que se llama "para los achaques..." Dice mi madre: "Uy, lo bueno es que yo no tengo achaques".

Y: Sí, ma, eso es gran ventaja.😆

30 de septiembre, 2015, 3:04:37pm

M: "Ya están los higos listos: los voy a arrancar. No están buenos, hay que hacerlos mermelada."

Los hace; le queda muy rica.

M: "¡Ay!, no, me quedó muy dulce".

Una hora después.

Y: "Ma, ¿quieres un pan con mermelada para cenar?"

M: "Sí. Está rico, ¿de qué es?, ¿de ciruela?"

Y: "No, Ma, de higo, del árbol de afuera; tú la hiciste." Da otra mordida.

M: "Mm, ¡qué rico!, ¿dónde la compraste? Es muy natural".

Creo que esta enfermedad te vuelve discapacitado porque hace que dejes de recordar la maravilla de lo que puedes ser capaz.

Si me voy a la vida, a lo cotidiano, a lo normal, a lo no enfermo (diagnosticado), ¿cuántas veces nos generamos discapacidad a través de no poder ver las cosas buenas que podemos hacer?, ¿de qué forma nos auto descalificamos?

1 de octubre, 2015 ,1:33:27pm

Ayer que llegué por mi madre, salió un poco alterada con una paletita en la boca y me platicó:

M: "Creo que a alguien le dio un paro: todas las chicas corrían por cosas que sacaban del clóset y la doctora andaba corre y corre también con sus taconzotes".

Y: "¡Ay, qué difícil situación!"

M: "Pues, sí; corrían mucho y estaban angustiadas".

Y: "Tú, ma, ¿cómo estás?"

M: "Pues yo, bien, porque cuando Miriam (una de las enfermeras) vio que yo veía, me ha de haber notado algo y me regaló esta paletita. Ya no me dio tiempo de decirle, pero quería que supiera que yo no quiero que me salven, que no corran, ¿para qué?"

Yo la comprendo desde la médula y mi alma respeta de alguna forma sus deseos.

Me duele cada vez que la dejo en su "lugar"; me duele que esté en mi casa; me duele ese existir sin vivir. Esta semana salió cuatro veces: hasta cantó y pidió canciones en un lugar con sus amigas, pero cree que estuvo encerrada todo el tiempo.

5 de octubre, 2015, 8:09:12am

Platicando con mi madre.
- M: "Ah, sí, ahorita me acordé que tu papá mmmm..., ¿sí es tu papá, verdad?"
- Y: "Ay, el mío..., sí, sí creo que sí es mío" (¿será alguna confesión?).
- M: "¡Ay!, pues es que ya ni sé qué día es":

8 de octubre, 2015, 3:51:48pm

No es sólo el olvido, es la obsesión con lo que olvidó en específico.
- M: "Veo a Amaury y no sé bien a quién se parece. No puedo recordar, pero es alguien como muy conocido; ¡ay, qué mal!, no me acuerdo a quién."

(Mi hijo se parece a mi padre; bueno, creo que sí es mi padre 😂😂😂)

9 de octubre, 2015, 6:20:53am

Cuando mi madre se fue a la residencia en la que ahora es atendida, llevaba 6 mudas, jabón, pasta y cepillo de dientes, champú y cepillo para el cabello. El día que hicimos su maleta, se me encogía el corazón. Ahora que lo digo, me cuestiono: ¿cuánto necesitamos realmente? Al mismo tiempo, por otro lado, esas 6 mudas de mi madre me parecen pocas: la mochila de los refugiados me parece indigna; además, tengo un plan para ir a ver ropa nueva la siguiente semana (que dicen que está muy padre y que tiene un concepto interesante; esto último es lo que llama mi atención). Me siento jaloneada. Me doy cuenta.

5 de octubre, 2015, 3:34:14pm

En la estética
M: "Quiero que me corte el cabello".
S: "Sí, ¿cómo lo quiere?"
M: "Corto, porque lo tengo muy corto, no hay de otra".
S: "Ok. Sólo le doy un poco de forma".
M: "Sí, pero sí le corta bastante para que me pueda peinar".
Lo corta.
M: "No, señorita; ¡mire nada más qué corto! Le dije que sólo las puntas. De por sí que ya estaba bien cortito; bueno, lo bueno es que crece. Pero, a mí, me tarda, ¿eh?"

23 de octubre, 2015, 3:47:32pm

Mi madre habla cada vez menos: su enfermedad le roba las palabras que quiere decir; pero, además, intuyo que ya no quiere decir; ¿qué podría contar si no recuerda lo que tiene para platicar? Me toca preguntar sobre el más lejano pasado.

24 de octubre, 2015, 8:12:43am

M: "¡Ay!, le pusiste muy poquito amaretto; ni sabe".
Y: "Le puse bastante, mamá".
M: "¡Qué poquito me pusiste!".
Y: "Te puse casi un caballito".
Se lo acaba.
M: "¿Qué le echaste al café?, ¿chínguere? Ya estoy bien borracha. No le pongas tanto".
30 de octubre, 2015, 7:22:14am

En donde vive mi mamá hay una mujer que no sé qué le pasó, pero sólo dice "que qué, que qué que..."
Fuimos por mi mamá y entré a dejarle una ropa de invierno con N disfrazada; mi mamá toma de la mano a N y le dice a la señora, "Mira, mi nieta: qué bonita se ve". La señora le dice a N: "que qué, que qué, que..."
N: "¡Ay!, gracias, señora, tardaron 1 hora maquillándome".
S: "Que qué, que qué, que qué..."
N: "Sí, concursé en la escuela, pero ganó uno disfrazado de refri. Bueno, ya nos vamos, cuídate mucho".
Dice mi mamá, "Si le pones atención, sí se entiende". (La señora ni expresión facial tiene, qué difícil). Confieso que, a mí, me cuesta mucho hasta saludarla.
30 de octubre, 2015, 3:26:59pm

Ayer mi madre fue invitada a una comida con sus amigas. Iban a conocer la casa nueva de una de ellas en el mismo fraccionamiento en donde vivo. Yo la recogí en su casa y la dejé ahí. Al regresar por ella, como a las 7 de la noche, en cuanto me vio, su cara se iluminó y me dijo "Ya se hizo de noche; no me van a dejar entrar a mi casa; pensé que me iba a ir sola y, además, ni sé en dónde estoy". Angustia pura es la que vive cuando esto le pasa; la medicina mitiga mucho su sentir, pero no lo mata por completo: no es posible matar al bicho de la angustia con medicina; ni siquiera un entorno favorable lo podría matar porque me parece que está incrustado en el alma, ahí donde la medicina no tiene cabida y donde hay designios completamente incomprensibles.

13 de noviembre, 2015, 6:59:55am

    Ayer fue intenso, de aprendizajes, de salir y tomar del entorno; tengo un cliente adolescente maravilloso que me compartió toda su semana de experiencias fuertes y él, dándose cuenta de sus habilidades con ellas; fue una sesión que se acabó a la hora y se fue otra hora más diciéndome: "No, espérame, te tengo que platicar esto" (algo hago bien con él; amo mi trabajo).

    También fue de desayunar con una amiga que no veía hace tiempo y poder decirle, "Odio que me digan que si tal tratamiento, que si tal o tal pastilla para mi mamá, para que no avance su enfermedad. Para mí, que mi mamá se quede en ese estado de indefinición (que no avance la enfermedad) es terrible; quiero que avance rápido para que ya no estemos en esto tan difícil". Nombrar es fuerte y, a la vez, suaviza todo por dentro.

    También fue de arropar el corazón de mi madre, de escuchar a su amiga y de recordar el día en que murió su hijo (el de su amiga), que está muy presente en mí. Fue un día fuerte y grande, un jueves no cualquiera; sólo saliendo al entorno, me enriquezco cuando estoy presente en él.

13 de noviembre, 2015, 8:23:17am

Ayer, envueltos en el ambiente de la conferencia sobre el Alzheimer, alguien (a quien yo veía por primera vez) afirmó: "Y entonces, si tu mamá está en una casa de asistencia, ¿vas diariamente a verla?".

Yo pude detenerme antes y después de contestar: pude escanearme rápidamente; ¿qué me pasa con su afirmación?, ¿cómo me siento aquí con eso?

Primero, la culpa; luego, ajena a eso, enseguida contesté: "Entre una y tres veces a la semana". Luego pensé: "¡Qué mensa está!, no tiene ni idea de lo que dice, ¿diariamente?"; después, regresé a mí y a los "deberías" tan arraigados que aun cuando los desafío, radican en mis células. Mi "yo debería", en este caso, era: debería creer que debo ir diario y ser una "buena" hija... ¿por qué no creo en esas cosas de los «buenos» hijos"?.

¿Desafías los «deberías», esos que están enraizados en ti y que hacen un complot mental cuando se activan? Desafiando ando.
20 de noviembre, 2015, 7:04:55am

Le enseño a mi mamá el video del concurso de baile del teen desde mi celular; de repente, veo que está golpeando enérgicamente el celular con su mano.

Y: "¿Qué haces, Ma?"

M: "Le pego porque está muy apretada la cinta ahí dentro y se para a cada rato. ¿No sabías ese truco?".

Y: "Ah".

24 de noviembre, 2015, 3:24:37pm

Mi madre es valiente (o mis ojos la ven valiente).
Cuando viene a mi casa, lava los trastes.

Y: "¿Ahí en tu casa lavas los trastes?".

M: "Sí, así me gano a las de la cocina; he tenido que aprender". Baja la mirada que tenía puesta en mí, se le quiebra la voz y sus ojos se hacen agua.

Ayer, en la película de El principito, también sus ojos se hicieron agua al final.

En el caminar por la plaza, sus ojos brillaban y observaban todos los adornos y luces: repetía constantemente: "¡Qué bonito lo dejaron!". Mi madre es valiente o tiene un alma valiente al enfrentar el día a día que tiene.

3 de diciembre, 2015, 8:19:01am

Y: "¿Qué hacías?"

M: "Veía una película de ésas en que lo que pasa no es real, pero no da miedo".

Y: "¡Ah!, de ciencia ficción".

M: "Sí. Las palabras se me pierden en la mente y, si las busco, se me olvida lo que estoy platicando".

Cada día mi madre olvida más palabras; cada día se vuelve más callada, más ausente, cuidando menos de su persona y sin saber, bien a bien, cuál es su lugar; nunca lo supo en realidad, nunca tomo un lugar, nunca se vio ni se supo hermosa. A pesar del dolor que eso me causa, aprendo, aprendo a verme, aprendo a estar presente para mí (aunque ella me jale), aprendo a modelar a mis hijos porque, si no nos vemos, (primero a nosotros y, luego, al otro), de alguna forma, desaparecemos.

15 de diciembre, 2015, 8:49:29am

El sábado fui a conocer el Palacio de Palacios. Llevé a mi madre. Nunca le ha causado mucha cosa un centro comercial, pero, ahora con su enfermedad, es un buen lugar para pasear con ella y N (porque hay que cuidar a las dos al mismo tiempo). Estuvimos cerca de 4 horas juntas; caminamos mucho y mi madre habló poco (cada vez lo hace menos). Dijo tres cosas diferentes y las tres las repitió como cinco o más veces: "¿Por qué N no fue a la escuela?", "hay mucha gente" y "¿quieres de mi galleta?".

Desde el sábado, esos tres pensamientos de mi madre rondaron en mi cabeza envueltas de mi tristeza y mucha impotencia por lo que le pasa; escribiéndolo, lo traduzco y transformo, transformo las preguntas en significados: se preocupa y ocupa cuestionando porqué N no fue a la escuela: la ama; expresa su miedo y confusión ante tantas personas: se cuida; es generosa ofreciéndome alimento: me ama. Y ese ocuparse amando a mi hija, cuidándose y amándome, lo hace en forma permanente, repetida y constante durante esas horas conmigo.

"¡Gracias, madre!"; "gracias a los que leen por lo que podemos compartir por aquí".

4 de enero, 2016, 8:47:10am

Del alto durante el camino amarillo.

Tengo un eterno pendiente: algún día dibujé un fantasma en mi carretera de la vida; no está, pero se hace presente; hoy, las palabras adecuadas, son "un pendiente"; este pendiente siempre está presente en el fondo de cada una de mis experiencias. Hoy, en el café, volvió a despertarse mi envidia al ver a una mujer con su pareja: ella (por lo menos 15 años mayor que mi madre), en domingo, hermosa, arreglada, independiente, presente, capaz de pedir un café en el Starbucks; en verdad, que se requiere de algunos procesos cognitivos para elegir un café ahí; no lo puedo evitar, me da envidia y sale del fondo mi "pendiente"; si hoy no voy a verla, se queda ahí; si no la saco a pasear, se queda ahí; si voy a verla, se queda ahí; si la saco a pasear, se queda ahí. Es un pendiente recursivo (supuestamente temporal y dolorosamente largo).

24 de enero, 2016, 11:13:19am

Estoy entrevistando a mi madre: le hago preguntas conforme la oportunidad se presenta y el tema aparece. Tiene una fijación: siempre que viene, dice que las perras tienen hambre. Ellas insistentemente andan detrás de ella, pero es porque las toca mucho.

Mi mamá vivió muchos años con su abuela, ellas dos solas.

M: "Cuando mi abuela se iba con mi tío Luis, era horrible: yo tenía que limpiar a los perros y darles de comer; eso olía espantoso; me daba asco".

Y: "¿Te quedabas sola en la casa?"

M: "¡Nombre!, ¿cómo crees? Me tenía que regresar con los otros".

Y: "¿Con tus papás?, ¿con tus hermanas?"

M: "Pues, sí". (Con gesto de disgusto)

Y: "¿Qué es lo que no te gustaba?, ¿qué te molestaba?".

M: "Los tonos de voz, la forma en la que me mandaban y abusaban porque yo era mucho más chica".

Y: "¿Qué te pasa con eso?".

M: "Ahora ya nada, aunque hablen golpeado". (Ella también lo hacía; ahora con su chochez, ya no). "Ahora yo ya puedo sola, pero antes, no, y tenía que obedecer porque, ¿cómo te pones con tus hermanas que son, por lo menos, cuatro años más grandes y, entre ellas, son amigas?". (Esto que describe puede o no ser real).

Y: "¿Como impotencia?, ¿te sentías sola?".

M: "Sí, y sin nadie que me defendiera. No podía hacer mucho. Era mucha soledad y abandono en medio de muchos hermanos". (Esto que siente, sí es real).

Ésta es la historia de vida de mi madre: toda su vida está pintada con estos colores. Así la pintó; ella eligió estos colores y fue lo mejor que pudo hacer. A veces creo que, si hubiera sanado a tiempo, no estaría en donde está. Pero el "hubiera" es el modo "pendejativo" del verbo "haber", y ya no fue. Al ser excluida de su clan, su mente decidió excluirla de la vida. Y ésa es su existencia.

7 de febrero, 2016, 9:20:49am

Ya llegó Paco.

De camino a dejar a mi madre: De fondo, en el radio, la cobertura de la llegada del Papa.

M: "¿Sí sabes dónde vivo ahora? Es nuevo". (Es el mismo lugar de siempre).

N: "Sí sabemos, abuela; es así, así, así. Está bonita tu casa".

M: "¡Ay!, pues qué bueno que está bonita; ni me acuerdo cómo es. ¡Ay!, mira lo que dicen, ´Ya llegó Paco´".

N: "No, abuela, se llama Francisco".

M: "Sí. ¿Ese sacerdote que viene es el Papa?, ¿de dónde es?".

N: "Sí. Es de Argentina".

M: "¿Habla español?"

N: "Sí, es de Argentina, pero viene de Roma: allá vive".

M: "¡Ah!, pues, entonces, es el Papa; debe de hablar italiano; no español. Se llama Paco ¿no?".

12 de febrero, 2016, 8:28:44pm

Hoy, las amigas de mi madre van por ella para comer. Siempre las alcanzo en el restaurante para llevarle dinero; le pedí a quien me avisa que me dijera en dónde estarían para ir y me contestó que aún tenía ella dinero que le sobró de la última vez. No me sorprende que le guarde su dinero: ella es honesta; no, me sorprende que cuide a mi madre: ella es 10 años más grande; ella busca a mi madre una vez al mes, al menos, y me platica un poco por este medio de cómo la vio.

Si la quiere invitar, se asegura de poderlo hacer diciéndome que tiene dinero de mi mamá.

Las amigas... no puedo describir con palabras lo que representan en mi vida.

24 de febrero, 2016, 11:45:04am

A veces, cuando salgo a comer, me gusta compartir la comida porque no como mucho; si va mi mamá, la comparto con ella:

Y: "Ma, ¿compartimos una ensalada y pasta?"

Traen la ensalada; empiezo por ahí, dejo la mitad y ella empieza por la pasta.

Se la termina y me pregunta, "¿sólo pediste eso?".

Y: "Sí, íbamos a compartir".

M: "¡Ah!, pásamela...".

Y: 😊😟😩😩😩😩😩

Me compré mi postre aparte.

Otro día le puse en su plato los tacos del teen y los suyos juntos y se lo los comió todos. En una sola tarde con ella, paso de la tristeza a la ternura, al desconcierto, a la preocupación, a la compasión, a la risa, al dolor y, en el fondo de todo esto, a la impotencia. Ella está cada vez más ausente.

11 de marzo, 2016, 7:03:17pm

Quienes han pasado por la experiencia de perder a un ser querido, saben que el dolor crece conforme pasa el tiempo; saben cómo la ausencia va siendo cada vez más presente, más tangible, más real; saben que la negación va perdiendo sentido y la ausencia se apodera de la silla, de la conversación, de la cama etc. Comienzan a ver un espacio vacío en el entorno que antes merodeaba quien ahora está ausente.

Los que tratamos con un familiar con enfermedad crónica, también vamos viviendo un duelo parecido: cuando la enfermedad provoca una ausencia (como es el caso de las demencias que derivan en falta de memoria), esta ausencia se traduce en confusión porque es una ausencia presente de un ser que vemos pero que no está; es loco, es como tocar la locura, la del otro y la propia. Quienes estamos transitando por esta experiencia, vivimos un duelo continuo cada vez más evidente y profundo.

El consuelo que yo encuentro aquí es que eso que vivimos día a día ayudará cuando llegue el momento (si es que nos toca) de ver a nuestro ser querido morir, y creo que ayudará porque seguramente matizará con cierta liberación lo que sentiremos.

Aprendiendo y ayudándome ando; deseo que esto te ayude a ti también.

12 de marzo, 2016, 4:25:00pm

En mi escuela, platicando con Juan (el chavo que administra los pagos, nos saca las copias, nos saluda cuando llegamos, conecta el proyector, activa el internet y conforta corazones --no es la primera vez que lo hace conmigo--) y con Dorita (la señora que limpia la escuela, platica, abraza, y que, cuando pienso en comprar zapatos), pienso en ella:

J: "¿Y cómo va lo de tu mamá, Ireri?".

D: "¿Todavía la reconoce?".

Y: "¡Ay!, sí, está muy duro todo lo que va pasando, pero todavía me reconoce. El día que no lo haga, no sé qué va a pasar, creo que algo se me romperá adentro".

Ella de inmediato siente como se va tropezando mi voz y me da un abrazo; él me dice:

J: "No, Ireri; yo creo que ella verá en tus ojos el amor y, aunque no te reconozca, sentirá que la amas y no creo que se le olvide cómo es el amor. Yo digo que, en la mirada, en el amor que le proyectas, ella te reconocerá, es desde el corazón ¿eh?".

Nunca, nunca había pensado en que ésa sería una posibilidad entre mi madre y yo, a través de la mirada.

Me encanta encontrarme con sabios en lo cotidiano, detrás del mostrador, dentro de las paredes de una escuela en la que yo siempre encuentro. Por eso es tan adictivo ese lugar.

18 de marzo, 2016, 7:00:54am

Terminé harta de ir a Tequisquiapan. Hoy, Tequis toma otro sentido: hoy extraño las semanas santas en casa de mi madre; extraño ver el abrazo que les daba a mis hijos en cuanto abría la puerta; extraño el olor a flan o a pastel de queso; extraño los huevos rancheros para mi "mareado"; extraño el viaje a la tiendita por queso y el que regresara con tortillas; extraño tomar la carretera y llegar a la sierra; extraño andar en bici por atrás de su casa; extraño sus paletas de cajeta colgadas en la cocina; extraño su colección de champús en el baño porque compraba muchos al no acordarse si tenía. Al final de su estancia por allá, esa casa se quedó vacía de champús porque ya no lo recordaba como parte de lo necesario. Esta Semana Santa, extraño Tequisquiapan; extraño a lo último reconocible de mi madre en ese lugar. Hoy, hoy ya no es ella; hoy ya no es esa mujer del cuerpo echado hacia adelante y la frente en alto; no, hoy, ya no. Ya son dos años de que dejó Tequis estando cada vez menos y cada vez, más ausente.

23 de marzo, 2016, 9:07:23am

Cada mes, desde hace 9 meses, hago algunos trámites para mí mamá; antes de hacerlos, me cuestiono si estoy haciendo lo correcto, o no; me cuestiono si esa decisión de que esté en un hogar de asistencia es bueno, o no, para ella; el camino ha sido complejo, hoy me pasó que pude ir por ella desde la mañana, traerla a casa, preparar la comida, comer, e ir por sus medicinas del mes que yo cuestiono mil y un veces y ella dice "Es una tontería que me mediquen, que ya no me den nada..."; acabo de dejarla en su casa; hoy coincidió que pagué la mensualidad de su casa, compré sus medicinas y la tuve todo el día conmigo; esto último me permite, me permite recordar la razón por la cual estoy a cargo sin llevar la carga directa, y aunque lo recuerdo y lo comprendo, me pasa, como cada vez que la dejo, que me invade la tristeza de esa su realidad y por más que trate de respetar su destino, una fuerza, que supongo que sale de mi niña interior, quisiera a esa madre que se enojaba en lugar de esa mamá que a la que la voluntad la abandonó. Este día no logró completar varias frases, no logró lo que quería. Este día, como muchos otros que comparto con ella, el caos emocional se apodera de mí por un momento y, mientras escribo, de letra en letra vuelve la calma y me digo: "sí, así es lo mejor, aunque a veces lo mejor es doloroso". Eso me enseñaron las inyecciones: conforme avanzó la vida, aprendí que lo mejor no siempre es placentero, que el que no sea placentero muchas veces puede ser positivo y que puedo estar triste y contenta por ello al mismo tiempo; todo depende de mi mirada y mi capacidad para significar y transformar.

5 de abril, 2016, 9:28:29pm

> *¿Qué nos impide recordar?, ¿será la intolerancia a los recuerdos? Recordar asusta; pero no recordar es aún más terrible.*
> *Valentina Pavlova Sargento.*
> *(Entrevistada en el libro La guerra no tiene rostro de mujer)*

Inevitable pensar en mi madre cuando se habla de la imposibilidad de recordar; ¿será que su "instante a instante" se convirtió en algo tan sin sentido que le resulta intolerable recordar?, ¿le resulta terrible recordar su minuto anterior?

A mí me asusta recordar lo que ella era porque me provoca sentido de realidad, me enfrenta a su "ahora" y mi "ahora" con ella; por otro lado, no recordarla con su energía, su frecuente furia, su escondido miedo y sus posibilidades de andar para adelante, me dejaría huérfana, y eso, como dice Valentina Pavlova, es aún más terrible.

25 de abril, 2016 7:17:47am

Mi madre está en una casa de asistencia en donde no hay mucho que hacer porque hay incapacidad para hacer por parte de todos los que están ahí. No hacen nada, ni ver la tele porque ni eso es posible.

Y: "¿Y qué tal con las señoras de tu casa?, ¿cómo la vas llevando?

M: "¡Ah!, pues bien; yo casi no las veo porque soy la única que sale a actividades; me llevan a un lugar a hacer cosas".

No es cierto; no va a ningún lugar, sólo mi hermano y yo la sacamos 3 veces a la semana. No es verdad pero, sacando ventaja de su enfermedad, usa sus anhelos y, en su mente, pasa como si pasara y eso le hace sentir que es la única que...

Si tú te inventaras hoy algo, ¿qué sería?

¿Yo qué inventaría? Una gran historia de amor, un viaje largo; tal vez, me inventaría que cuando no me veas, me convierta en un ave.

2 de mayo, 2016 6:46:54am

Hace algunos años, en torno a este proceso de conocerme, le pregunté a mi madre: ¿por qué, si veías que hacía tanta tontería y me hacía daño, no me decías nada? Ella me contestó que lo veía, pero que respetaba mis decisiones, que esas experiencias eran las que yo buscaba y sólo me acompañaba en ellas; y ¡vaya que me acompañó en lo más duro!. Gracias a ese respeto, mi fondo de vida es amplio, diverso y profundo. Me sirve mucho en mi carrera.

Si vieron la película "La pasión de Cristo", recordarán la forma en la que María respeta la decisión de su hijo de morir en la cruz: lo acompaña en esa dura experiencia, lo respeta. Camina cerca de él sin bloquear su paso.

Eso nos toca a las madres, acompañar el paso de los hijos, dejar que hagan camino confiando en lo que hemos dado y sembrado en ellos.

A las madres nos toca soltar una parte de nuestro corazón para que ande mundo.

Nos toca hacer una maestría en el desapego y la confianza.

¡Gracias, madre! Gracias porque, aun cuando ahora no pueda hablar contigo profundamente, es tanto con lo que me he quedado que puedo armar un diálogo entre nosotras; en mi corazón, está escrito lo que me dirías hoy. Que todos los hijos logren conversar profundamente con sus madres dentro de su corazón.

10 de mayo, 2016, 7:39:46am

La tristeza de mi madre es tan densa que nos ahoga; sus palabras se quedan tan atoradas en esa densidad que se tornan en el mismo sin sentido; hace falta la intención en su vida y me es imposible encontrar la razón para ella misma de vivir; a lo mejor, creo mal; a lo mejor, el sentido de una vida está a la disposición de la misión de otra, como un vehículo para otro y no para sí mismo; tal vez, la misión de este tiempo que sigue por acá, tenga que ver con mi vida o la de mi hermano; tal vez, se queda para que yo aprenda a lidiar en más intimidad con las personas a las que les falta energía. Y es que, a mí, la tristeza de los que amo me ahoga, me roba, me desespera, me enoja; y claro, ahora que lo escribo, me doy cuenta de que me siento así porque no hay nada que hacer ahí más que acompañar y tomar lo que logran ofrecer: silencio, vacío, pretextos, parsimonia, una presencia apenas perceptible, un monólogo en muchos casos. Queda eso, queda casi nada. De niña, no me ahogaba; de niña me la saltaba y la ignoraba: agarré vida y, a cada salto, me fortalecí para hacerlo de nuevo.

La tristeza de mi madre ahora me ahoga; puedo poco con ella. Ayer así fue, apenas estaba ella por aquí, en mi mesa; apenas, endulzó su malteada. Dejó poco, creo, aunque me dio la posibilidad de estas líneas; tal vez, ahora, la salto observándola, sin ignorarla, poniéndola en mi mirada.

11 de mayo, 2016, 6:50:51am

La tristeza es una emoción que tiende a quitar energía; yo tengo varias razones para estar triste o al menos desanimada: mi madre comienza una etapa que le quita dignidad; esto la avergüenza mucho porque aún tiene sus 20 segundos de retención y consciencia. Me pidieron pañales porque llega a tener accidentes. Por otro lado, me descubro en el rendirme y en comprender que nadie puede ser ayudado si no pide la ayuda y, aun pidiéndola, no puede ser ayudado sin su participación. Nadie puede hacer trabajo personal por nadie. Rendirme es mi mejor regalo, pero me da tristeza. Me observo y siento mi impulso de ir a lo que me sostiene y hoy tocan km de camino amarillo solita, en compañía de mi música que me lleva a miles de lugares, sobre todo a mi corazón. ¡Adiós cama! La vida no espera y no perdona. ¡Vamos!

17 de mayo, 2016, 6:45:15am

Ayer fui con mi madre a comprarle un poco de ropa.
Y: "Esta blusa, ¿te gusta?"
M: "Sí".
Se la prueba. "Se me ve bien. Tiene buena caída. Me gusta"
Salimos del probador, blusa en mano, y se topa con una igual frente a ella.
M: "¡Que horrible blusa!, esas telas nunca se acomodan".
Ella no puede escoger ni qué le puede gustar porque lo que le gusta ahora, en un minuto, ya no; escogiendo pierde la secuencia del proceso y se queda sólo viendo o, de plano, deja de hacerlo y se va.

Hoy sólo le pertenece este instante, como a todos, sí, pero ese instante, a diferencia mía o tuya, carece de sentido.

Lo que tiene sentido para ella, en este mundo líquido, ya no lo tiene.

M: "Oye, ¿por qué hay tanta gente?
Y: "Porque es la venta nocturna: hay descuentos."
M: "¡Ah!, pero sí es de día ¿no? o ¿ya se hizo de noche?"
12 de junio, 2016 12:18:59pm

    Mi madre sale de su casa y casi siempre se sorprende de que haya pasado por ella aunque lo haga una o dos veces por semana. Sube al auto y le digo que vamos a comer; al poco rato, angustiada, pregunta que cómo va a regresar, que quién la va a recoger. Le explico que vamos juntos y regresamos juntos. Estando en el lugar, me pregunta dos o tres veces que a dónde la voy a regresar. Contestarle que, a su casa, es horrible para mí (que aún no considero que ésa sea su casa) y, para ella, que tampoco lo considera; pasa la tarde tratando de cachar pláticas, tratando de participar, y cuando lo hace, el sentido de sus palabras no corresponde a la conversación en el mejor de los casos y, en el peor, las palabras se le atoran.
    Yo la invito, la junto, la incluyo; sin embargo, la integración es imposible y, entonces, me provoca una gana enorme de cargarla como si fuera una bebé; su cuerpo me revela la imposibilidad e incongruencia de mi impulso (sólo es 10 cm más alta y 15 kg más pesada que yo).
    Así es, hay una gran incongruencia entre su cuerpo y sus capacidades.
    Es la locura, la injusticia; es indigno y me pregunto por la misericordia y la compasión de este universo.
    Ahí, en las fotos. está su cuerpo y mi intención de que vaya por un poco de su clan (que yo tanto disfruto y del cual, de igual forma, tomo).
26 de junio, 2016, 7:18:16 am

M: "Oye, ¿yo tengo algo de dinero?"
Y: Sí, ma, ahorita compramos tus pantalones y tu blusa con tu dinero."
M: "¿Qué pantalones?"
Y: "Sí tienes dinerito."
M: "¿Cuánto tengo? ¿Alcanza para los cafés?"
Y: "Sí. Hoy tú pagas."
Devolviéndole un poco de dignidad: ¡qué jodida enfermedad!
1 de julio, 2016, 7:20:38 pm

De vez en cuando, me entra una profunda tristeza porque hay días en los que, simplemente, no quiero ver a mi madre (la tristeza no es por no querer, sino por las razones por las que no quiero); esta última vez, lo deje así, sin verla en el fin de semana y sintiéndome... Hoy era imperante verla, llevarla a firmar sus recibos de la pensión porque, de no hacerlo, no le pagan. Ya en el trajín, se nos cruza una estética y veo su necesidad ante lo que ella ya no ve, y, si lo ve, enseguida lo olvida. Me detengo, hacemos un alto en el camino y la llevo a un pequeño apapacho que representa el "gran apapacho" para mi alma que 72 horas antes se resistía a esto.

Somos seres cambiantes, evolucionamos; en ocasiones, nos ensanchamos al momento de permitir la contracción.
19 de julio, 2016, 12:23:28 pm

Extrañando a mi madre más que nunca: desearía poder hablarle y escuchar su opinión de corrido. Conozco su respuesta ante mi tema de separarme de mi marido porque ella me habló de ello en forma muy sutil hace años; aun así, mis oídos y corazón quieren escucharla. Yo iré, le hablaré, le preguntaré porque, aunque creo conocer su respuesta, tal vez con esto tan complejo que siento, su alma emerge y toca la mía con las atoradas palabras que hoy emite. Yo entenderé, yo, que estoy un poco más completa, entenderé y recibiré atenta imaginando que sus brazos me envuelven; si me es posible, me colaré en ellos como si tuviera 3 años.

9 de agosto, 2016, 7:47:07 am

A mi madre se le atoran las palabras: en su mente, hay una clara intención que hace que su cuerpo se eche para adelante, fije su mirada en los espectadores y salga algún sonido de su boca sin que pueda articular una frase entera. Está sin estar y habla sin concretar; sin embargo, hay una clara intención; yo la siento, yo la leo y completamos sus frases que no entendemos y a las que ella siempre contesta "sí". Su intención es el "sí" y sólo por este instante, con eso me quedo.

5 de junio, 2017, 8:05:59 am

Haciendo feliz a mi madre. Le digo que es su cumpleaños, y le doy chiles. Esas dos cosas juntas tienen mucho sentido para ella (no es su cumpleaños, todavía)

N: "¿Tienes algún recuerdo conmigo, abuela?"
A: "No, a mí, se me duermen mucho."
N: "¡Ah!, bueno, no te preocupes; yo, tampoco. ¿Sabes que ella es tu hija?" (Me señala).
A: "No, ella no es mi hija; ella es otra especia, canela, creo."

Así por acá.

3 de agosto, 2017, 4:40:02 pm

Hoy es el cumpleaños número 70 de mi madre. Ha pasado los últimos dos en blanco y, los que no estuvieron en blanco, ahora están en negro. ¿Es una vela al viento? Tampoco. Es una vela apagada: su mente se apagó con la misma facilidad que hoy apagó la vela de su pastel que, de repente, se volvía a prender para volver a ser sofocada por su aliento (había que decirle a cada vez que se prendía, que le soplara). Una mente ausente, un cuerpo en funcionamiento, 70 años, ¿Comprenderá algo de lo que pasa? Yo digo que no. Ella no sabe, no entiende el entorno y su significado y, mucho menos, siente. Lo último es una gran ventaja para ella y un dolor para mí y los que la amamos.

¿Feliz cumpleaños? No, ni siquiera eso cabe; no hace sentido; nada hace sentido ahí. Hay destinos que no comprendo ni tengo la voluntad para comprender, pero el pretexto para comer juntos siempre es bueno. Los amo, familia.

16 de agosto, 2017, 5:11:51 pm

Hoy comemos en mi casa con mi madre. Le doy crédito asignándole abrir la caja del queso Filadelfia; no lo logra; pasan otras varias cosas indicativas del nivel del problema y otras muchas que dicen que su cuerpo aún dará para rato. ¿Yo? A veces, paciente; a veces, enojada; a veces, triste; a veces, desesperada y, nunca, nunca, nunca, alegre con esta situación. No estoy hecha para el sacrifico. Me iré al infierno y ahí, seguro, me divertiré.👯👯👯

15 de septiembre, 2017 4:41:20 pm

El viernes iba, de alguna forma, del brazo de mi madre: yo iba "deteniéndola" mientras subíamos unos escalones. Como parte de su enfermedad, la vista está dañada; ella tropezó sin caerse y alcanzó a decirme algo así en sus cortadas palabras, "No hay forma de que me sostengas: peso mucho".

Yo seguí tomada de su brazo, ahora con la consciencia y diciéndome "Yo soy la chica", "yo soy la chica y no hay forma de que yo la sostenga" y así me quedé desde entonces.

No hay un solo momento en nuestras vidas que sea casualidad.

En la noche hablé con su doctora para decirle sobre síntomas nuevos en la piel de mi madre. Me habló de su ansiedad y me pidió no sacarla o sacarla lo menos posible del lugar en donde está. Tal vez ese tropezón era el último en el que yo podría constatar y darme cuenta de que "yo soy la chica" y no hay forma de que yo la sostenga.

Nada es casualidad y todo tiene un sentido que, si aprendes y te das cuenta de que aprendiste, es dinámico: siempre se resignifica.

17 de septiembre, 2017 11:52:38 am

Mi madre se llena de ronchas y se rasca debido a la ansiedad; eso parece, pero no sabemos, a ciencia cierta, si es por ello. Ayer, tuve que cortarle sus uñas. Hace años que no cortaba las uñas de alguien más; de hecho, sólo había cortado las de mis hijos. Mientras las cortaba, hablábamos en casa de mi hermano, mis sobrinos, mi cuñada, Amaury, Nyssa y yo y, por más que me he esforzado, no puedo recordar el tema de ese momento; lo único que tengo claro son las sensaciones en mi cuerpo durante el proceso. Sensaciones y emociones encontradas: mi cuerpo lleno, energizado; una especie de ternura me invadía porque se dejaba (mi madre, en sus cinco sentidos, nunca lo hubiera permitido); recuerdo su cuerpo tranquilo junto a mí; mí cuerpo, también, junto a ella; por otro lado, me invadía una gana inmensa de pararme de la mesa, de no querer hacerlo, de querer que ella no se dejara, que se enojara y que me detuviera, de quererla de vuelta.

Fueron unos minutos en los que yo participaba de la plática, minutos llenos de eternidad porque mi alma estaba entregada a lo dócil de mi madre en ese momento; las sensaciones de mi cuerpo eran más poderosas que la conversación, tanto que no recuerdo el tema y las emociones aún me habitan, ahora más elaboradas, ahora ya en sentimientos claros: la ternura cohabita con el enojo y la tristeza por aquí, ahora mismo, con respecto de ella; también hay otras muchos sentimientos, sensaciones y emociones por otras muchas cosas que están hoy presentes en mi vida.

16 de octubre, 2017, 6:52:08 pm

Durante 2 años y medio, mi madre ha estado tomando siete medicamentos al día. Todo este tiempo, yo he renegado de ello porque me parece el sin sentido total; el domingo pasado, su doctora me informó sobre 3 que le va a retirar; 2 de ellos, se supone que evitan que el deterioro cognitivo avance con rapidez.

Es verdad que muchas veces cuestioné que la medicara tanto; ¿para qué? Ésa era mi pregunta. Quería decirle que le quitara tanta "madre", que era mucho químico en su cuerpo; ahora que ya está en eso, con menos medicina, me queda claro que, por ahí, en mi inconsciente, esperaba que esas medicinas la mantuvieran más "presente"; hoy, la cosa cambia; hoy estoy en la franca espera de perderla totalmente y de contemplar un cuerpo totalmente alienado de nuestro vínculo.

¿Para qué? Me vuelvo a preguntar, ¿para qué sigue aquí? Sólo que hoy no quiero una respuesta inmediata. Hoy sé que la respuesta me espera en otro momento de un tiempo que todavía no existe y así es perfecto; en alguna forma, mi alma acepta y así fortalezco la creencia del vínculo eterno con ella y este universo nuestro.

25 de octubre, 2017, 8:36:44 am

Fashion emergency para la abuela.
A: "No me eches los pelos al wafle." (al brazo)
N: "No, sí tomé clases de buenos modales por correo."
A: "¿Y llegó el policía con tu sobre?" (el cartero)
A: "Ya te acabaste tu merengue; yo no puedo ni con la mitad." (es el tercero)
Así, esta tarde de viernes por acá.

2 de febrero, 2018, 3:15:47 pm

Me veo, me doy cuenta de todo lo que me va pasando y me tomo el tiempo de asimilarlo; es cambiante, evoluciona y adquiere significados que, a veces, requieren del uso total de la compasión para autoapoyarme y ayudarme; así me pasa los últimos meses con mi madre. Necesito del perdón completo hacia mí, pero, antes, para llegar a eso (o mejor no llegar a eso), necesito de toda la compasión posible hacia mí misma.

El viernes fui por mi mamá. Confieso que hacia un mes que no iba. Las últimas veces me era muy doloroso regresarla a su casa y que ella me preguntara con ansiedad y miedo: "¿Qué es aquí?, ¿por qué me dejas aquí? Está no es mi casa". Yo, sin poderla mirar a los ojos, desviando mi mirada para no encontrarme con la de ella porque los míos se llenan de lágrimas y no quiero que ella vea mi dolor porque no lo puede sostener. Me remonto a lo lejos en el tiempo cuando yo, de niña, aguantaba ese mismo dolor al verla asustada; lo mismo me pasa hoy, al creer que puedo con sus cosas.

Dejé pasar un mes. Dejé que mi cuerpo me guiara para alejarme de la situación y dejar de sentirme tan partida para poder estar con ella y seguir con lo mío; quiero que, en ese seguir, mis hijos no sientan lo que yo he sentido con respecto de ella. De nuevo, queriendo que no les duela lo mío. ¡Qué pinche patrón que me atrapa en el "partirme en mil pedazos" para llegar ilesa en la omnipotencia en la soberbia!

La dejé en su casa (que no es suya) por la noche del viernes con esa misma angustia en sus ojos, mi misma mirada evasiva y mi corazón apachurrado. Esta vez, me preguntó: "Aquí, ¿a qué venimos? "

Pensé que ahora me dolería menos, pero no; como dicen por ahí los expertos en pérdidas, la ausencia va doliendo más, va siendo más ausencia y mi niña, la que, a los 11 años se asustó tanto con el dolor de su madre, se hace presente y necesita de toda mi compasión para no sentirse mal por querer salir corriendo y querer una realidad diferente; necesito perdonarme por querer una fantasía como la que se logran fabricar los niños ante el dolor de sus padres, por querer una madre que esté "completa". Así de infantil es mi pensamiento.

Me doy cuenta.

6 de febrero, 2018 8:22:47 am

La tarjeta del banco de mi mamá está vencida. Hace ya dos meses de ello y la necesita mi hermano para poder pagar la casa de mi mamá y sus medicinas. Le pregunto por ella, quiero saber si ya tiene la reposición. Su respuesta me da un sentido de realidad crudo. Me saca de mi ignorancia y, al mismo tiempo, no puedo dejar de pensar en, como el ser humano, en ocasiones, se va alienando de poco en poco de una identidad que, en la adolescencia, tanto se busca y se consolida siendo un adulto. La respuesta de mi hermano es que las huellas digitales de mi mamá están borradas; ¿cómo?, ¿cómo es eso?, ¿cómo es posible que, además, sin poder decir quién es ella por sí misma, además, eso que nos hace únicos, ya tampoco existe? Investigo y así es: hay un momento, mientras vamos envejeciendo, que las huellas dactilares (eso que dice que tú eres tú) ya no existen. Lo entiendo, lo acomodo y no puedo dejar que una parte de mí se descoloque y sienta esta señal como el colmo. Por si eso fuera poco, nosotros, hace tiempo, firmamos una carta-poder con mi mamá para "poder" hacer los trámites necesarios para este momento en el que ella ya no tuviera consciencia y, ¿sabes?, no hacen válida la carta notariada en el banco. Una locura ¿no?. Sin embargo, mi recomendación ante una situación de tu madre o padre con alguna demencia que va a dejarlo sin esfera de espacio, tiempo y persona es que hagan una carta-poder notariada que, sin duda alguna, les ayudará para algún trámite, aunque no sea el de reposición de tarjeta de débito vencida.

27 de julio, 2021, 11:44:17 am

Capítulo 8.

NO final

El presente sólo se forma del pasado y, lo que se encuentra en el efecto, estaba ya en la causa.

Henri Bergson

Por ahí leí que la pandemia aún no termina, que estamos en un momento iInter pandémico". La imagen en mi cabeza es como el del ojo del huracán: tranquilidad, pero, en breve, viene de nuevo. Eso me inquieta porque, en la casa en la que está mi madre, los han cuidado mucho, han tenido cuidados extremos: no se enfermó ninguno de los ancianos que se encuentran ahí. Eso fue posible porque nadie entró. Si los veías, era estando uno afuera en la banqueta y el paciente familiar, adentro, en el estacionamiento de la casa. Yo no hice eso porque, para mi mamá, eso puede ser generador de una ansiedad que no quiero que viva.

Al día de hoy, mi madre sólo emite entre tres y siete palabras; casi no camina; no controla esfínteres; tiene que ser alimentada; hace alrededor de 4 años que ya no nos reconoce.

El neurólogo dijo que el promedio de vida es de 10 años después del diagnóstico. Llevamos 9. Es un promedio; pueden ser más de esos 10; en realidad, ella respira y se mueve. Si se viera, estaría muy triste y enojada. La ventaja de esta enfermedad es que el paciente no se da cuenta. Eso representa cierto grado de tranquilidad, aunque despierta, en mí, una sensación de injusticia, tristeza e impotencia.

Estas enfermedades mentales roban la dignidad de las personas. Mi mamá, que además de inteligente, de alguna forma, se amaba o tenía miedo, tomó precauciones. Conozco muchas personas mucho más jóvenes que no pueden sostenerse por sí mismas; son personas que, a sus 40 o 50 años, sus padres tienen que dar la cara por ellos. Mi mamá, a sus 74 años, paga su estancia en la casa en la que vive, sus medicinas y la poca ropa que podría necesitar. Tomó sus precauciones y siempre dijo: "Ten un techo seguro que sea tuyo, no importa el tamaño, sólo importa que sea tuyo". Ella lo tenía y amaba su casa. Esa propiedad, y una pequeña pensión que tiene (gracias a que trabajó como enfermera algunos años) le regresan su dignidad; el poderse sostener a sí misma en medio de la incapacidad hace que gran parte de su dignidad esté intacta.

Cuando llegó a esa casa, tomaba 7 medicamentos. Hoy toma cerca de 15 diarios, desde ansiolíticos, antidepresivos hasta los que controlan la presión. Los necesita: cuando no los tiene, se hace daño, se rasguña. Pasa sus días entre nubes en su mente, algunas propias de la enfermedad y otras provocadas por los medicamentos. Pasa sus días, es todo: no sé si en cuenta regresiva; sólo sé que, de este plano, está ausente. Pensar en que tenemos un alma, me da consuelo. Cuando hablo con mi madre, me dirijo hacia esa alma, respeto dolorosamente el destino que eligió.

Me duele su herida más profunda, la del abandono y su miedo más grande, quedarse sola. Su estar fuera del clan nuevamente se hace presente en este estado en el que se encuentra: escaparse de la consciencia de ello es su huida maestra. Ahí estaré mientras ella esté, aunque lo olvide.

Me quedo con el año que estuvo en mi casa; lo agradezco infinitamente porque viví su escape minuto a minuto; estuve durante sus últimos momentos de lucidez; me permitió tenerla un poco más a que si se hubiera ido antes a la casa de asistencia. Del momento en el que empezamos a buscar lugares al momento en el que se fue pasó casi un año en la que la disfruté, la viví y la padecí; ahora es material puro de amor entre nosotras dos y material cariñoso para la vida de mis hijos. Me quedo con la sensación de que, cada vez que la veo, se vuelve a morir, con este duelo eterno en el que, instante a instante, pierde un poco más. Me quedo con el dolor y lo acepto porque lo único que significa es que la amo y me quiero aferrar a eso porque es como le doy vida.

Este libro es para ella, para honrarla, para darle voz a sus palabras que ahora no hacen sinfonía; quiero contar la historia a la que, alguna vez, le negaron validación.

Te dejo este legado que mi madre me dejó para que lo uses, para que, si tienes como destino un padre o madre con demencia, tomes oportunidad de vivir la enfermedad de cerca, para que aprendas a respetar el destino que su alma busca y puedas acompañarlo en ese proceso. Acompáñate amorosamente; a veces, podrás con toda esa energía; a veces, no y eso no te hace malo. Te dejo este legado en donde mi madre me dejó claro que lo que más quería es que yo viviera mi vida, este legado en el que, a través de varias sesiones de terapia (cerca de 52 sesiones) pude entender que estaba polarizada, que, en mi mente, si no me hacía cargo yo de ella, creía que la abandonaba y no es así; hay formas de hacerse cargo sin llevar ninguna carga y, sobre todo, poderle dar, en su caso, una atención especializada que hoy necesita. ¿Has visto anuncios de viejitos que están perdidos y dicen "padece de sus facultades mentales"? Ése es el riesgo de que sean cuidados en casa con familiares, que se pierdan y que el familiar se pierda de la vida. Yo tengo una madre muy amorosa y respetuosa de mi vida; ella pudo pedirme en un momento de conciencia de su enfermedad. Lo repito aquí:

"Por favor, vive tu vida. No me cargues. Sería muy triste. Mi felicidad está en que vivas libre, sobre todo de mí. Suéltame, Ireri"

Si no pasa esto contigo y alguno de tus padres padece algún tipo de demencia o incapacidad, cuídalo y no olvides vivir tu vida al mismo tiempo porque los padres nos dan vida y su realización, en gran medida, es que la vivamos plenos.

Hay quienes dicen que no entienden las razones por las que estas cosas pasan. Yo entiendo para qué nos pasó a nosotros; mi mamá me entrenó en algo que no sabríamos que venía: mi hija perdió la memoria a los 14 años después de 9 convulsiones. Empezamos todo de nuevo. Yo decía que el amor estaba en la memoria; después de estas dos experiencias, sé que está en el vínculo, que no importa si lo recuerdas o no, sólo se siente. Mi madre me preparó, con su enfermedad, en la paciencia y en la confianza; así lo significo y agradezco.

Su historia de vida, historia no resuelta, no resignificada, me deja como conclusión que el abandono, en ocasiones, produce olvido: los otros se olvidan de ti cuando te abandonan; el efecto secundario, el que tú te olvides también de ti, a veces, no se ve, no se toma en cuenta; ¿estará registrado en algún libro de manejo de emociones como un efecto secundario del abandono?

Es muy probable que mi mamá hubiera nacido con la enfermedad; lo que es un hecho en todos los casos de enfermedad mental, es que el entorno alimenta el lado sano o el lado enfermo; también es un hecho que, una vez que tienes consciencia de la enfermedad y del entorno que no te ayuda, la opción es ayudarte, moverte. Es como una planta, cuando no se da en el lugar en el que la pusiste, toca remover la tierra, abonarla y cambiarla de lugar; si eso tampoco funciona, en ocasiones, es necesario cambiar toda la tierra, la maceta y la esquina asignada. Llega un momento en nuestras vidas en el que debemos dejar de culpar a los otros y hacernos cargo de nosotros mismos.

Hace dos semanas la visitamos. Yo no quería ir sola. Me acompañó mi hermano; esto fue lo último que registré en Facebook sobre mis experiencias con ella; sé que aún nos queda camino por recorrer, la huida final todavía no es parte de este presente y hay aprendizaje por delante:

Hace ya años que extraño a mi madre mucho más cuando estamos juntas, que cuando, no. Ella ya no responde a estímulos afectivos; tomo su mano y no la quita, pero no responde; la abrazo y se queda inmóvil; de repente, parece hacer contacto por unos segundos. Balbucea "yo no", "mi mamá", "dormir". Es todo lo que dice.

Su lapso de atención es de 2 segundos y, dos veces, hubo un intento apenas perceptible de sonrisa.

Después de verla, comimos en casa de mi hermano (deseo que todos tengan un hermano como el mío que tiene la capacidad de acompañarte y contenerte en los días como los de hoy. "Gracias, hermano"). Él comentó que parecía un velorio, por todo lo que yo lloraba. Y es que así es, cada vez que la veo es como si se muriera otra vez; es un duelo que sé que es "temporalmente permanente", ¿me explico? o ¿estoy inventando conceptos? Sé que los que pasan por esta situación, lo entienden bien. Lo sienten.

Ahora le pintaron el cabello muy claro, ella nunca hubiera hecho eso; no es ella, pero no importa ya. Su piel es impactante; siempre lo ha sido: no tiene arrugas. Tenía un porte del que ya no queda nada; sus ojos ven al piso sin mirar realmente; sus pasos, si la auxilias, apenas avanzan y su voz está perdida.

Le enseñé la portada de mi libro; le dije que era para ella, para darle voz, contar su historia y que todos se enteren y aprendan.

Le dije que yo le creía, comprendía y amaba. No entiende, pero no importa. A través de mí, algo de ella sanará. Estoy segura que, de alguna forma, no sólo me sano yo: algo de mí, llegará a mi madre en forma de energía y eso es tan sutil que no puedo ni describirlo.

Me quedo con este perfil que, cuando era niña, tanto me gustaba:

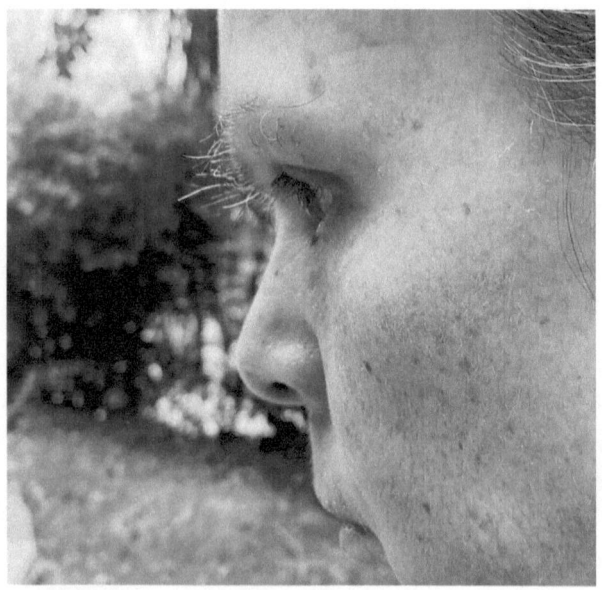

Capítulo 9.

Desde que no recuerdas

¿A dónde va lo que quieres hacer y no haces?
¿A dónde va lo que quieres decir y no dices?
¿A dónde va lo que no te permitís sentir?
Nos gustaría que lo que no decimos caiga en el olvido,
pero lo que no decimos se nos acumula en el cuerpo,
nos llena el alma de gritos mudos.
Lo que no decimos se transforma en insomnio,
en dolor de garganta.
Lo que no decimos se transforma en nostalgia,
en destiempo.
Lo que no decimos
se transforma en error.
Lo que no decimos se transforma en debe,
en deuda, en asignatura pendiente.
Las palabras que no decimos se transforman
en insatisfacción, en tristeza, en frustración.
Lo que no decimos no muere,
nos mata.
Lo que no decimos se transforma
en trauma, en veneno que mata el alma.
Lo que no dices
te encierra en el pasado.
Lo que no decimos
se transforma en herida abierta.
Casi ángeles, capítulo 63

No quiero que lo que no te he podido decir nos mate; no quiero que se muera, que se transforme en insatisfacción o me encierren en un pasado inalterable. Te dejo estás últimas líneas, sólo de este texto, por supuesto, y hasta este momento. Sé que nos espera más; aún no llegamos al capítulo en el que tengamos que despedirnos para encontrarnos en otra vida, en otra forma, en otra dimensión. Si es verdad que vivimos muchas vidas, en la que sigue, quiero ser tu mamá y, ¿sabes?, te voy a cuidar, vas a estar segura del amor, de nuestro amor.

Mamá, desde que no recuerdas han pasado muchas cosas: mi vida ha dado giros y giros, todos, por supuesto, de 160° porque nunca me alcanza con lo pequeño. Desde que no recuerdas, he tomado decisiones que pasan por el filtro del ¿qué me diría mi mamá? Y, en muchas ocasiones, no te hago caso. Confieso que a veces, me he equivocado en grande en los últimos años. Algunas cosas las he podido compensar; otras, no. Me enoja mucho la impotencia.

Hay otras tantas de las que estarías orgullosa, como de los niños: están grandiosos, están bellos. Nyssa casi no se ha enfermado y el día que lo hizo, tal vez, el día más difícil desde la última vez que estuvo hospitalizada, pudimos resolver sin dejarla en el hospital. Estábamos ella y yo solas, pero salió bien; en realidad, jamás estoy sola; iniciaba la pandemia de COVID y, por suerte, estuvimos rodeadas de amor y solucionamos. No se ha enfermado más; está empezando la universidad; amarías ver su emoción. Amaury es un hombre: se ha dado de frentazos y es el más resiliente y generoso. Sé que tu mirada le daría mucha fuerza. Te extraño horrores cuando pienso en eso. Él nos da a manos llenas y hace equipo con su hermana. "Salimos adelante" han sido las palabras de los últimos 3 años en mi cabeza, pero, desde este fin de semana, el sentido es diferente: hemos salido triunfantes, estamos más que bien y somos privilegiados.

Desde que no te acuerdas, me divorcié y no ha sido fácil. Nos cambiamos de casa; la casa es hermosa, la disfrutarías mucho; hay varios rincones de ella que me llenan de paz.

Desde que no recuerdas y mi divorcio, comprendo mejor las razones por las que nunca volviste a tener pareja; por fortuna, no lo entiendo por completo y, aunque sé que es difícil, yo sí quiero tener una. En ese tema, siempre me gana más lo mío que lo tuyo.

Desde que no te acuerdas, un día, después de 9 convulsiones seguidas, las más horribles que hemos vivido, Nyssa hizo equipo contigo en una lealtad que duele hasta los huesos y perdió la memoria. Llevamos 4 años de haber vuelto a empezar; ha sido tan doloroso como gratificante: ella es una persona extraordinaria en manos de una mamá ordinaria que aprendió sobre la paciencia gracias a la experiencia con tu enfermedad. Uno nunca sabe las razones de las dificultades y de la forma en la que nos preparan para lo extraordinario. Hoy, 17 de julio 2022, me dijo: "¿te pasa que todo el tiempo extrañas algo o a alguien?", "Sí", le contesté, "extraño a tu hermano todos los días." Ella me dijo, con esa expresión de sorpresa que frecuentemente tiene en sus ojos: "yo extraño a mi abuela; la extraño desde las sensaciones, desde el cuerpo porque no recuerdo las cosas por las cuales la extraño." Todos los días aprendo algo nuevo en esa experiencia con ella.

Desde que no recuerdas, yo extraño llegar contigo, no a mi casa, sino a la tuya, sentarnos juntas en la mesa, tomar un café y reír, llorar, enojarme, contentarme, ver tus ojos, escuchar: "Ay Ireri, no puede ser". Extraño que estés enojada, que hagas de comer, que me des un postre y que vayamos juntas a una exposición; extraño que estés conmigo.

Desde que no recuerdas, te extraño más cuando te veo que cuando no y, eso me pone mal. Dice Ga que estoy enojada contigo; no, no estoy enojada contigo; no es viable enojarse ante alguien con una presencia apenas perceptible con tan sutil energía, no es posible. El sentimiento que más emerge de mí al verte es el de la ternura: te amo desde la adulta que quiere cuidar a tu niña y a la mía al mismo tiempo, la que va resistiéndose y aceptando simultáneamente.

Dice Nancy Friday, en su libro *Mi madre/Yo Misma*: "A menos que la madre fomente un sentimiento de seguridad en nosotros, para tener una identidad y una sensación de valor separadamente de ella, siempre nos sentiremos irritados con ella...Significa que podemos perderla, y todavía la necesitamos."

Tú sembraste esa seguridad en mí; sé muy bien quien soy y qué puedo y qué no; me blindaste poniendo tu confianza en mis capacidades. Tú y yo no nos podemos perder jamás la una a la otra. Tu enfermedad, el no poder reconocerme, provocó que, de alma a alma, nos reconozcamos y nos tengamos para la eternidad; sea lo que sea que ello signifique.

Lo que sí es un hecho, es que muchas veces, estoy furiosa con la situación, con la injusticia, con ese destino que me cuesta tanto aceptar y que, cuando, de pronto acepto, me da tanta calma. Así es esta experiencia: es confusa, loca, delirante, caótica; me enoja, me entristece, la niego y la evado, todo en sólo unos minutos.

Es un duelo eterno. Mis emociones no son lineales porque ningún duelo tiene un orden; sin embargo, al hablarlo, el dolor lacera distinto.

Desde que no recuerdas, te pongo en cada célula de mi cuerpo, en cada pensamiento de duda; a veces, soy rebelde y no te hago caso; a veces, te tomo de la mano, tengo claro lo que me dirías y hago caso preciso en cada acción.

Desde que no recuerdas, vivo mi vida lo más libre posible, así como me lo pediste. Me equivoco y acierto, camino y corro; sí, así como siempre lo has dicho, no hay quien me detenga... ¡Gracias por tanto impulso!